第1回

愛玩動物看護師

国家試験問題解説

Gakken

監修

藤村響男　ヤマザキ動物看護専門職短期大学 教授，北里大学客員教授

筏井宏実　北里大学獣医学部獣医寄生虫学研究室 准教授

著者（執筆順）

藤倉大輔　北里大学獣医学部動物管理室 准教授

寺島涼太　北里大学獣医学部獣医生理学研究室 講師

亀島　聡　北里大学獣医学部小動物第一内科学研究室 准教授

前田賢一　北里大学獣医学部小動物第二外科学研究室 講師

筏井宏実　前掲

田邊太志　北里大学獣医学部獣医微生物学研究室 教授

山本聡美　北里大学獣医学部獣医微生物学研究室 助教

田島一樹　北里大学獣医学部小動物第二内科学研究室 講師

佐伯　潤　帝京科学大学生命環境学部アニマルサイエンス学科 教授

永野昌志　北里大学獣医学部動物生殖学研究室 教授

はじめに

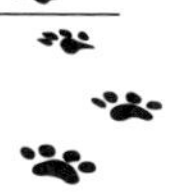

令和5年2月19日に第1回愛玩動物看護師国家試験が実施され、20,798人が受験した。既卒者・在学者、現任者で若干合格率は異なるものの全体の合格率は88.9%で、落とす試験ではなく、通す試験であることが示された。

通す方向の国家試験に合格するコツは、過去問をしっかり学習しておくことに尽きる。過去問の分析をしっかり行い、ポイントを理解するとともに、知識の穴や苦手分野をカバーすることで合格できる。

国家試験の問題と正答が公表されたことから、本書では単に問題を復元して解説を加えるものでなく、来期の受験生に対しても適切な対策が示せるように、各分野の専門家が問題を詳細に分析したうえでポイントを解説した。

解説は、第一線のそれぞれの分野で診療・研究および教育に携わっている現役の先生方にお願いした。おかげで、単なる愛玩動物看護師国家試験問題解説書ではなく、指導に当たる教員の方々にも利用していただける愛玩動物看護師教育の参考書としても意義をもつ内容に仕上がった。

数年に一度しか改訂されない教科書と比べると、最新の過去問集は、最新かつ最良の教科書である。受験生諸君は、本書に収録されている問題解説をひとつずつ丁寧に読みこなし、周辺知識を整理することから始めて欲しい。

本書を活用し、無事合格されますよう、すべての受験生のご健闘を心よりお祈り申し上げる。

最後に、ご多忙のなか快く執筆を引き受けてくださった執筆者の先生方、ならびに（株）Gakkenメディカル出版事業部の皆様、特に編集部の黒田周作氏に心より感謝申し上げる。

2023年9月
監修者を代表して
藤村響男

ご案内　本書では、引用・参考文献として「愛玩動物看護師必携テキスト」（藤村響男編集責任, Gakken, 2023年発刊）の記載があります。該当項目・用語等あわせてご参照していただければ幸いです。

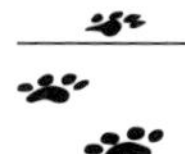

目次

本書の構成と使い方

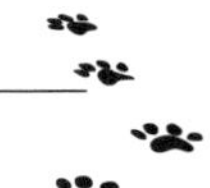

本書は、「第１回愛玩動物看護師国家試験」の問題を解説しています。
問題解説の掲載順は出題された順番の通りにしています。
解説文と合わせて出題傾向をみたり、用途に合わせてご活用下さい。

本書には問題文は掲載していません。
一般財団法人動物看護師統一認定機構で第１回愛玩動物看護師国家試験問題と正答が公開されています。公開されている問題と正答を参照して、本書の解説をお読み下さい。

[公開されている必須問題]
https://www.ccrvn.jp/aigan_shiken/1kokkasiken-hissu.pdf
[公開されている一般問題]
https://www.ccrvn.jp/aigan_shiken/1kokkasiken-ippan.pdf
[公開されている実地問題(図の掲載は省略されています)]
https://www.ccrvn.jp/aigan_shiken/1kokkasiken-jitti.pdf
[正答]
https://www.ccrvn.jp/aigan_shiken/1kokkasiken-seitou.pdf

愛玩動物看護師国家試験出題基準の大項目及び中項目を示しています。なお、第１回愛玩動物国家試験を本書の見解において対応させたものです。

問題解説
誤答肢も余すことなく解説し、周辺知識も関連づけて学べます。

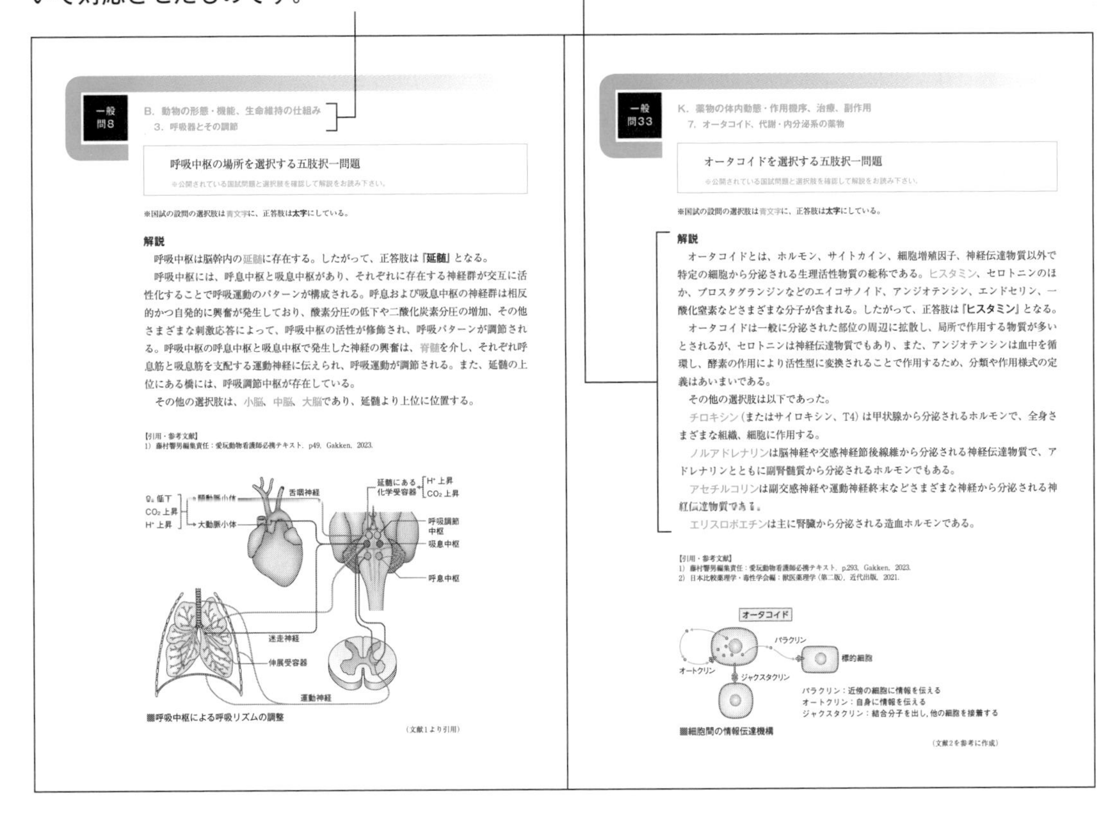

一般 問8

B. 動物の形態・機能、生命維持の仕組み
3. 呼吸器とその調節

呼吸中枢の場所を選択する五肢択一問題
※公開されている国試問題と選択肢を確認して解説をお読み下さい。

※国試の設問の選択肢は青文字に、正答肢は**太字**にしている。

解説
呼吸中枢は脳幹内の延髄に存在する。したがって、正答肢は『**延髄**』となる。
呼吸中枢には、呼息中枢と吸息中枢があり、それぞれに存在する神経群が交互に活性化することで呼吸運動のパターンが構成される。呼息および吸息中枢の神経群は相反的かつ自発的に興奮が発生しており、酸素分圧の低下や二酸化炭素分圧の増加、その他さまざまな刺激応答によって、呼吸中枢の活性が修飾され、呼吸パターンが調節される。呼吸中枢の呼息中枢と吸息中枢で発生した神経の興奮は、脊髄を介し、それぞれ呼息筋と吸息筋を支配する運動神経に伝えられ、呼吸運動が調節される。また、延髄の上位にある橋には、呼吸調節中枢が存在している。
その他の選択肢は、小脳、中脳、大脳であり、延髄より上位に位置する。

【引用・参考文献】
1) 藤村響男編集責任：愛玩動物看護師必携テキスト．p49．Gakken．2023.

▒呼吸中枢による呼吸リズムの調整
（文献1より引用）

一般 問33

K. 薬物の体内動態・作用機序、治療、副作用
7. オータコイド、代謝・内分泌系の薬物

オータコイドを選択する五肢択一問題
※公開されている国試問題と選択肢を確認して解説をお読み下さい。

※国試の設問の選択肢は青文字に、正答肢は**太字**にしている。

解説
オータコイドとは、ホルモン、サイトカイン、細胞増殖因子、神経伝達物質以外で特定の細胞から分泌される生理活性物質の総称である。ヒスタミン、セロトニンのほか、プロスタグランジンなどのエイコサノイド、アンジオテンシン、エンドセリン、一酸化窒素などさまざまな分子が含まれる。したがって、正答肢は『**ヒスタミン**』となる。
オータコイドは一般に分泌された部位の周辺に拡散し、局所で作用する物質が多いとされるが、セロトニンは神経伝達物質でもあり、また、アンジオテンシンは血中を循環し、酵素の作用により活性型に変換されることで作用するため、分類や作用様式の定義はあいまいである。
その他の選択肢は以下であった。
チロキシン（またはサイロキシン、T4）は甲状腺から分泌されるホルモンで、全身さまざまな組織、細胞に作用する。
ノルアドレナリンは脳神経や交感神経節後線維から分泌される神経伝達物質で、アドレナリンとともに副腎髄質から分泌されるホルモンでもある。
アセチルコリンは副交感神経や運動神経終末などさまざまな神経から分泌される神経伝達物質である。
エリスロポエチンは主に腎臓から分泌される造血ホルモンである。

【引用・参考文献】
1) 藤村響男編集責任：愛玩動物看護師必携テキスト．p.293．Gakken．2023.
2) 日本比較薬理学・毒性学会編：獣医薬理学（第二版）．近代出版．2021.

▒細胞間の情報伝達機構
（文献2を参考に作成）

第1回
愛玩動物看護師国家試験の概要と傾向

第1回愛玩動物看護師国家試験は2023年2月19日に、7都道府県の大学校舎を中心とした19会場に於いて実施された。合格発表は2023年3月17日午後1時に行われ、一般財団法人動物看護師統一認定機構のホームページ内に合格者の受験番号が掲載された。その結果、受験者数20,798人、そのうち合格者は18,481人で、合格率は88.9%であった。

試験の実施形態

試験は午前と午後とで行われ、午前に必須問題と実施問題が実施され、午後に一般問題が実施された。必須問題は50問で、試験時間は50分、実地問題は50問で、試験時間は100分であった。一般問題は100問で、試験時間150分であった。

必須問題は文章で出題され、解答形式は、5つの選択肢から正答を1つ選ぶ形式で、設問は「適切なものを選べ、・・・はどれか」という問題と「適切でないものを選べ、・・・でないのはどれか」という2種類があった。

後者の問題文には「でない」に下線が引かれていて、適切なものを選択する問題とは区別されていた。こういった所謂、下線問題が50問中12問出題された。

実地問題は、図、表、または写真で出題され、解答形式は、5つの選択肢から正答を1つ選ぶ形式で、設問は「適切なのはどれか、・・・はどれか」という問題と「不適切なのはどれか、 誤っているのはどれか、・・・でないのはどれか」という2種類があり、下線問題が50問中5問出題された。

一般問題は、必須問題と同様に文章で出題され、解答形式は、5つの選択肢から1つ選ぶ形式に加え、5つの選択肢から2つ選ぶ（正しい組み合わせを選択する）形式も見受けられた。設問は「正しいのはどれか、・・・はどれか」という問題と「誤っているのはどれか、・・・でないのはどれか」という2種類があり、下線問題が100問中21問出題された。

試験結果（配点と合格率）

試験結果については、試験実施機関の一般財団法人動物看護師統一認定機構の第1回愛玩動物看護師国家試験合格判定基準によると、配点は1問1点で、

① 必須問題については、必要な補正を行なって算出した得点の70%以上。

② 一般問題及び実施問題については、必要な補正を行なって算出した得点の60%以上。

上記①及び②を満たす者を合格としている。

同機構が発表した正答によれば、必須問題#14は複数の選択肢を正解として採点している。その他にも本書でも解説を加えているように、不適切と考えられる問題が必須問題だけでなく、実地問題、一般問題でも散見された。

一般問題と実地問題は、60%をクリアできたが、必須問題の70%があと一歩でクリアできずに(必須問題50問中32問～33問正解)不合格となった受験生も一定数認められた。

試験内容

国家試験問題には、受験生の解答が2つの選択肢に割れる「割れ問」、平均正答率に比して正答率が著しく低い「難問」、過去問と問われている内容や選択肢が大まかに同じである「類似問題」、過去に採点除外となった問題を問題文や選択肢を再考して出題する「リベンジ問題」が存在する。

第1回愛玩動物看護師国家試験問題の印象としては、これまでの認定統一試験と比較すると、認定統一試験ではほとんど出題されなかった分野からも出題されており、各分野から満遍なく、出題されている。

さらに、認定統一試験と同分野の問題に関しては、類似問題やリベンジ問題のみならず、直近の認定統一試験の過去問を絶妙に外しながらも基本を問う問題や、これまでよりレベルの高い、獣医師国家試験との類似問題も散見された。

一方、出題の意図が読み取れない内容の問題や、問題文の日本語の取り方によって解答が複数考えられる問題も少なからずみられた。各問題の正答率は公表されていないが、多くの受験生が解ける問題を確実に正解することが重要であろう。

愛玩動物看護師国家試験出題基準との対応

愛玩動物看護師国家試験出題基準との対応に関しては、ほぼその範囲内から出題されている。産業動物(大動物)に関する問題も出題され、戸惑った受験生も多かったであろうが、比較動物学分野の出題基準には合致している。愛玩動物看護師国家試験出題基準に沿って、ほぼ全ての領域から出題されたと言ってよい。

本書においては、問題解説とともに、愛玩動物看護師国家試験出題基準に沿って編集した『愛玩動物看護師必携テキスト』(Gakken, 2023)の参照ページを示した。

第1回 愛玩動物看護師 国家試験 問題解説

必須問題

必問1

A．生命倫理の考え方、動物愛護と動物福祉

3．愛玩動物の福祉

愛玩動物の虐待におけるネグレクトを選択する五肢択一問題

※公開されている国試問題と選択肢を確認して解説をお読み下さい。

※国試の設問の選択肢は青文字に、正答肢は**太字**にしている。

解説

虐待には、みだりに暴行すること（殴る、蹴る、引っ張る、物を投げつける、酷使する、拘束するなど）や精神的暴力（恐怖感を与えるなど）、あるいは、セルフケアのできない弱者に対して保護すべき者が保護責任を果たさない行為［給餌や給水をやめる、疾病や負傷の際に適切な保護を行わない（けがを放置する）など］であるネグレクトなどが含まれる。

また、ネグレクトは、保護できない明確な理由のない「積極的ネグレクト」と、保護すべき者の経済力の不足や身体的あるいは精神的疾患などの理由を伴う「消極的ネグレクト」に細分される。

以上から、ネグレクトに該当するのは『**けがを放置する**』で、正答肢となる。

【引用・参考文献】

1）藤村響男編集責任：愛玩動物看護師必携テキスト．p.17，Gakken，2023.

必問2

B．動物の形態・機能、生命維持の仕組み
1．生命のすがた

動物の細胞小器官でないものを選択する五肢択一問題

※公開されている国試問題と選択肢を確認して解説をお読み下さい。

※国試の設問の選択肢は青文字に、正答肢は**太字**にしている。

解説

真核生物の内部にみられる特定の機能・形態をもつ構造物を細胞小器官（オルガネラ）と呼ぶ。動物の細胞には主に以下のような細胞小器官がある。

細胞膜：2層のリン脂質が配列した構造体で受容体やチャネルなどのタンパク質も含まれる。

中心体：細胞分裂の際にはたらく。

リソソーム：加水分解酵素を含み、不要な細胞内分子の分解などにかかわる。

リボソーム：mRNAの翻訳、タンパク質合成にかかわる。

ミトコンドリア：ATPを産生して細胞にエネルギーを供給する。

小胞体：粗面小胞体と滑面小胞体があり、前者はタンパク質合成、後者は脂肪酸代謝、コレステロール合成、カルシウムイオン貯蔵などを行う。

ゴルジ装置：タンパク質の修飾、輸送にかかわる。

核：核膜に包まれた構造体で、染色体や核小体を含む。

葉緑体は、植物の細胞に含まれる光合成を行う細胞小器官である。

したがって、動物の細胞小器官でないのは『**葉緑体**』で、正答肢となる。

【引用・参考文献】
1）藤村響男編集責任：愛玩動物看護師必携テキスト．p.32，33．Gakken，2023．

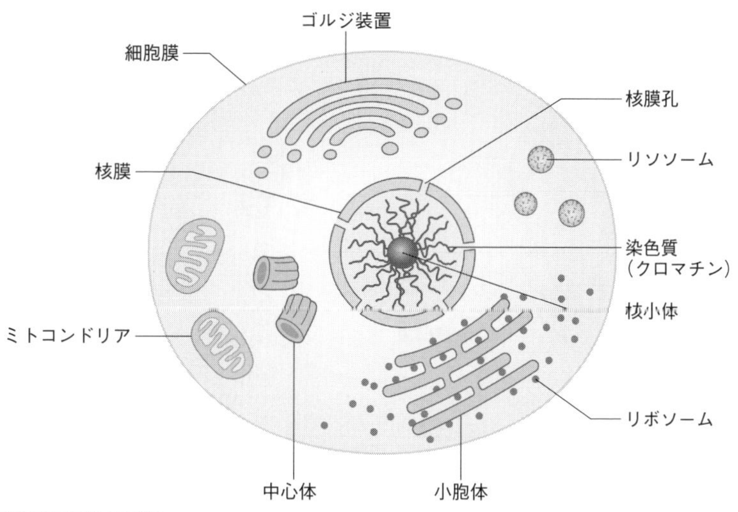

■真核細胞の構造

（文献1より引用）

必問3

B. 動物の形態・機能、生命維持の仕組み

猫の歯式を選択する五肢択一問題

※公開されている国試問題と選択肢を確認して解説をお読み下さい。

※国試の設問の選択肢は青文字に、正答肢は**太字**にしている。

解説

歯式とは、動物の歯の種類や本数を表す式のことである。歯式は左右対称に位置する、切歯 (I)、犬歯 (C)、前臼歯 (P)、後臼歯 (M) の順に、上顎・下顎の本数を分数式で表している。

各動物の歯式は以下のとおりである。

人：切歯 2/2、犬歯 1/1、前臼歯 2/2、後臼歯 3/3

犬：I：3/3、C：1/1、P：4/4、M：2/3

猫：I：3/3、C：1/1、P：3/2、M：1/1

反芻類：I：0/4、C：0/0、P：3/3、M：3/3

兎：I：2/1、C：0/0、P：3/2、M：3/3

豚：I：3/3、C：1/1、P：4/4、M：3/3

以上から、猫の歯式は『**I：3/3、C：1/1、P：3/2、M：1/1**』で、正答肢となる。

【引用・参考文献】
1) カラーアトラス獣医解剖学編集委員会監訳：カラーアトラス獣医解剖学 増補改訂版 上巻. p.343, チクサン出版社, 2010.

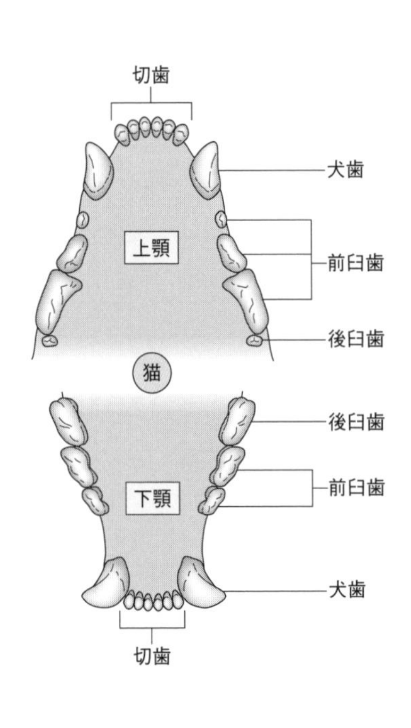

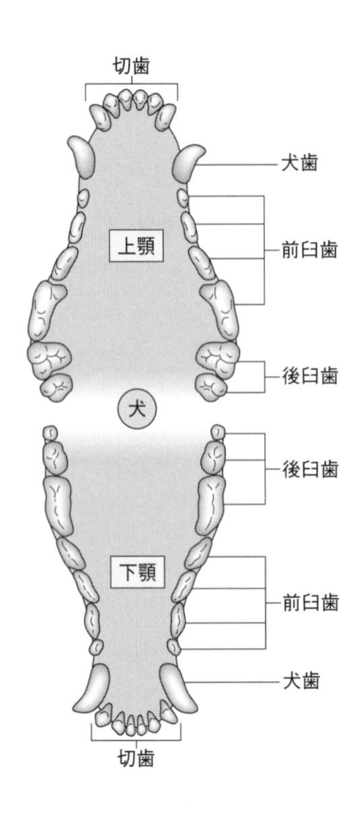

■猫と犬の歯

必問4

B. 動物の形態・機能、生命維持の仕組み
5. 内分泌とホルモン

糖質コルチコイド産生臓器を選択する五肢択一問題

※公開されている国試問題と選択肢を確認して解説をお読み下さい。

※国試の設問の選択肢は青文字に、正答肢は**太字**にしている。

解説

副腎は、主にステロイドホルモンとカテコラミンを分泌する内分泌器官である。コルチゾールなどの糖質コルチコイドは副腎皮質で産生、分泌される。

糖質コルチコイドは、ストレスなどの刺激で分泌され、血糖値を増加させる作用を有する。また、副腎皮質からは鉱質コルチコイド（アルドステロン）も分泌される。これらコルチコイドはステロイドホルモンである。副腎髄質からは主にアドレナリンなどカテコラミンが分泌される。

その他の選択肢には肺、骨髄、肝臓、腎臓があった。

したがって、糖質コルチコイドを産生する臓器は『**副腎**』で、正答肢となる。

【引用・参考文献】
1）藤村響男編集責任：愛玩動物看護師必携テキスト. p.60, 62, Gakken, 2023.

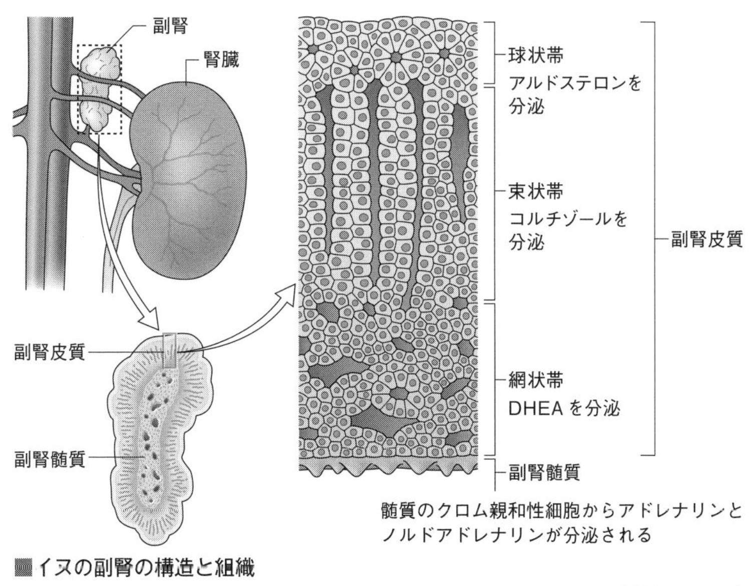

■イヌの副腎の構造と組織

（文献1より引用）

必問5

B. 動物の形態・機能、生命維持の仕組み
5. 内分泌とホルモン

内分泌腺を選択する五肢択一問題

※公開されている国試問題と選択肢を確認して解説をお読み下さい。

※国試の設問の選択肢は青文字に、正答肢は**太字**にしている。

解説

胃腺は外分泌腺で、胃内腔に開口する消化腺の総称で、胃酸や消化液を分泌する。

アポクリン腺は外分泌腺で、毛根に開口する汗腺である。

耳下腺は外分泌腺で、耳前部に分布する唾液腺である。

甲状腺は複数のホルモンを血中に分泌する内分泌腺で、甲状腺の濾胞細胞はサイロキシン（T4）やトリヨードサイロニン（T3）を分泌し、傍濾胞細胞はカルシトニンを分泌する。

腸陰窩は外分泌腺で、腸の粘膜上皮細胞層の根部にある消化腺である。粘膜固有層の管状の落ち込み（腸陰窩）に配列する分泌細胞群であり、陰窩腺ともいう。腸の粘膜上皮層には腸管ペプチドホルモンを分泌する内分泌細胞も存在するが、腸腺とは別種の細胞になる。

以上から、内分泌腺は『**甲状腺**』で、正答肢となる。

【引用・参考文献】
1）藤村響男編集責任：愛玩動物看護師必携テキスト．p.56，62，Gakken，2023.

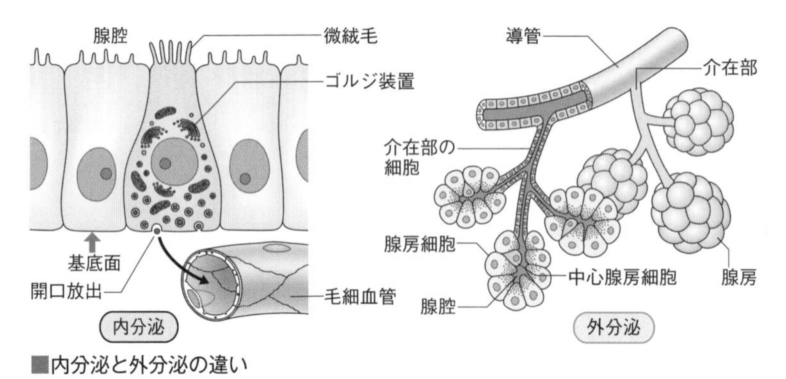

■内分泌と外分泌の違い

（文献1より引用）

必問6

B. 動物の形態・機能、生命維持の仕組み
6. 泌尿器と体温調節

糸球体が存在する臓器を選択する五肢択一問題

※公開されている国試問題と選択肢を確認して解説をお読み下さい。

※国試の設問の選択肢は青文字に、正答肢は**太字**にしている。

解説

糸球体とは、腎臓の細い毛細血管が毛糸の球のように丸まった構造体で、血液を濾過し、原尿を生成する部位である。

糸球体はボーマン嚢に包まれ、糸球体で濾過された血液はボーマン嚢に貯まり原尿となる。ボーマン嚢に続く近位尿細管では、水分やグルコース、塩類などの多くが血液中へ再吸収される。その後、ヘンレループ、遠位尿細管、集合管を通過する過程で、再吸収と分泌が繰り返され、最終的に濃縮した尿が尿管を経て、膀胱に貯留する。

他の選択肢には子宮、卵巣、脾臓、副腎があった。

以上より、糸球体が存在するのは『**腎臓**』で、正答肢となる。

【引用・参考文献】
1）藤村響男編集責任：愛玩動物看護師必携テキスト．p.64，Gakken，2023.

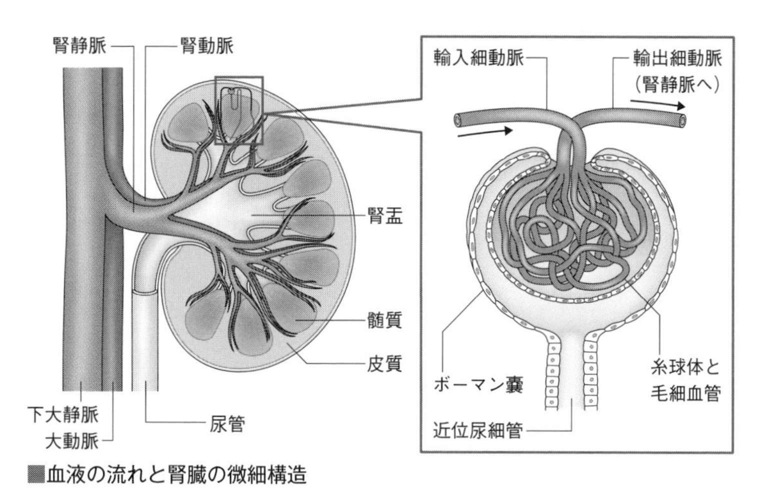

■血液の流れと腎臓の微細構造

（文献1より引用）

必問7

B. 動物の形態・機能、生命維持の仕組み

5. 内分泌とホルモン

卵巣で産生されるホルモンを選択する五肢択一問題

※公開されている国試問題と選択肢を確認して解説をお読み下さい。

※本問は複数正答であるため、選択肢すべてを青文字としている。

解説

インスリンは血糖値を下げるホルモンで、膵臓の膵島β細胞から分泌される。

エストロゲンは女性ホルモンともよばれるホルモンで、主に卵巣の顆粒層細胞から分泌される。したがって、卵巣で産生されるホルモンとして正しい。

オキシトシンは下垂体後葉から分泌され、分娩や射乳を誘起するホルモンであるが、いくつかの哺乳動物では末梢組織でも分泌が認められている。ウシでは、卵巣の黄体細胞でも産生され、黄体の退行に関与することが知られている[2)]。

サイロキシン（T4）およびトリヨードサイロニン（T3）は甲状腺の濾胞細胞から分泌され、代謝や成長にかかわる。

メラトニンは脳松果体で産生されるホルモンで、体内リズムの調節に関与する。

したがって、主に卵巣で産生されるホルモンはエストロゲンであり、公式の正答肢となっているが、オキシトシンも正答肢となり、不適問題である。

公式の正答『エストロゲン』、本書の見解：複数正答があり不適問題

【引用・参考文献】
1）藤村響男編集責任：愛玩動物看護師必携テキスト．p.62，Gakken，2023.
2）McCracken JA et al：Luteolysis: a neuroendocrine-mediated event. Physiol Rev 79（2）：263-323，1999.

必問8

B. 動物の形態・機能、生命維持の仕組み
7. 脳と神経

第2脳神経を選択する五肢択一問題

※公開されている国試問題と選択肢を確認して解説をお読み下さい。

※国試の設問の選択肢は青文字に、正答肢は**太字**にしている。

解説

第2脳神経：視神経（視覚）
第3脳神経：動眼神経（眼球運動、瞳孔収縮）
第10脳神経：迷走神経（副交感神経の1つ。消化管や胸腹部臓器の感覚、運動、分泌）
第1脳神経：嗅神経（嗅覚）
第5脳神経：三叉神経（顔部感覚、咀嚼）

選択肢は以上であり、第2脳神経は『**視神経**』で、正答肢となる。

〈その他の脳神経〉
第4脳神経：滑車神経（眼球運動）
第6脳神経：外転神経（眼球運動）
第7脳神経：顔面神経（味覚、表情筋運動、涙腺・唾液腺分泌）
第8脳神経：内耳神経（聴覚、平衡感覚）
第9脳神経：舌咽神経（味覚、舌・咽頭の感覚、喉頭の飲み込み運動、唾液腺分泌）
第11脳神経：副神経（肩・前肢の運動）
第12脳神経：舌下神経（舌の運動）

【引用・参考文献】
1）藤村響男編集責任：愛玩動物看護師必携テキスト．p.72，Gakken，2023.

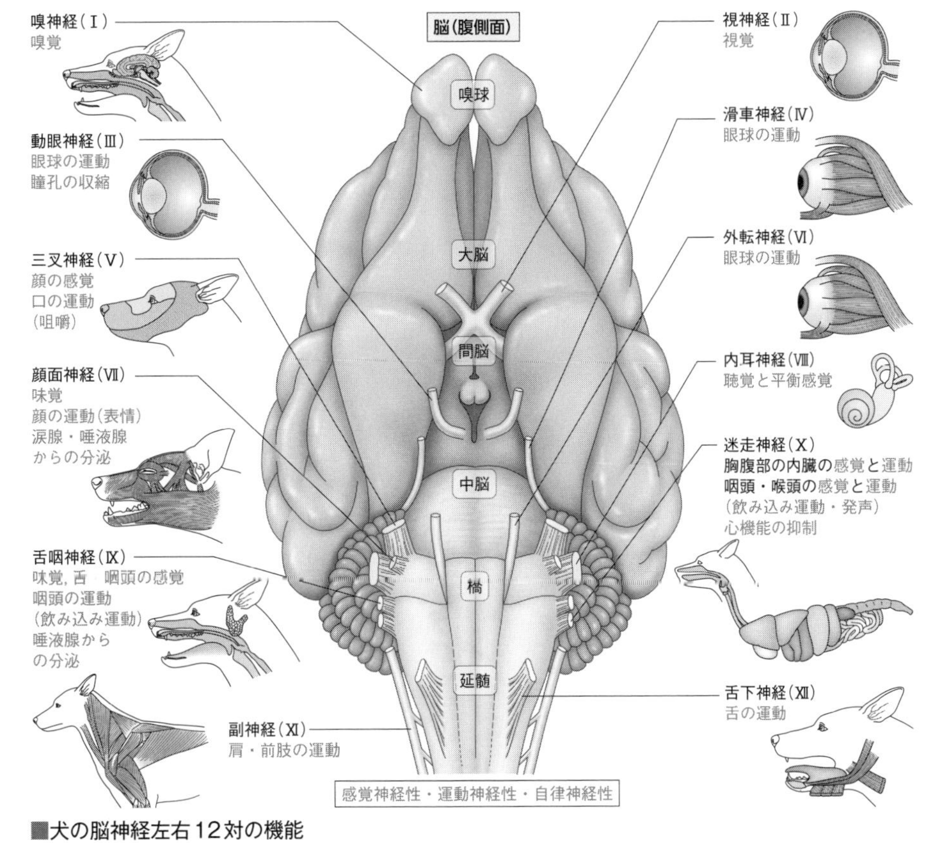

■犬の脳神経左右12対の機能

（文献1より引用）

必問9　F. 動物の種類・歴史、飼養管理法

雌で左右4対の乳房をもつ動物を選択する五肢択一問題

※公開されている国試問題と選択肢を確認して解説をお読み下さい。

※国試の設問の選択肢は青文字に、正答肢は**太字**にしている。

解説

ほとんどの哺乳類では固有の数の乳房が左右対で存在している。多産の動物ほど乳房の数が多い傾向がある。

豚は7〜8対である。

馬は1対である。

牛は2対である。

犬は5対である。

猫は4対である。

以上から、左右4対の乳房をもつ動物は『**猫**』で、正答肢となる。

〈その他の動物〉

ウサギ：4〜5対、ハムスター：7〜8対である。

【引用・参考文献】
1）カラーアトラス獣医解剖学編集委員会監訳：カラーアトラス獣医解剖学 増補改訂版 下巻. p.698, チクサン出版社, 2010.

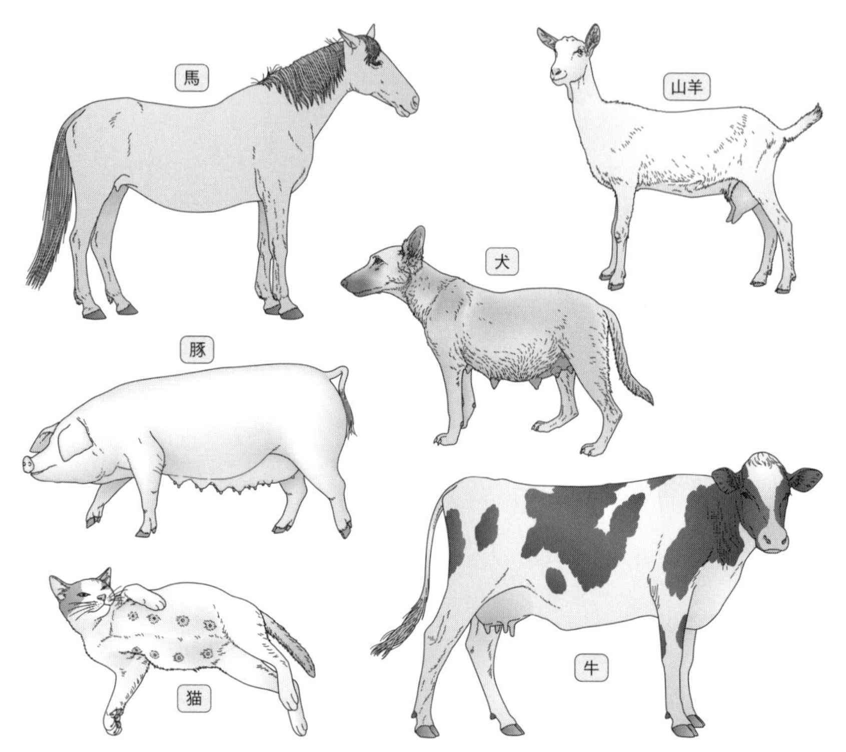

■動物の乳房

必問10

F. 動物の種類・歴史、飼養管理法
2. 産業動物

季節繁殖動物を選択する五肢択一問題

※公開されている国試問題と選択肢を確認して解説をお読み下さい。

※国試の設問の選択肢は青文字に、正答肢は**太字**にしている。

解説

季節繁殖動物の例は、馬・羊・山羊・猫が挙げられる。

馬は長日性季節繁殖動物で、日長時間が長くなってくる春に交配を開始する。

短日性季節繁殖動物の例は羊や山羊があり、日長時間の短くなる秋ごろに交配する。

猫も発情時期が1～8月の長日性季節繁殖動物であるが、家庭で飼育されている猫では季節性があいまいで、周年繁殖性を示す。

その他、選択肢にあった牛、犬、鶏、豚は周年繁殖動物である。したがって、季節繁殖動物は『**馬**』で、正答肢となる。

【引用・参考文献】
1）藤村響男編集責任：愛玩動物看護師必携テキスト．p.181，Gakken，2023.

■家畜の繁殖に関わる期間

家畜	性成熟時期と性周期
ウシ	性成熟は8か月齢以降，繁殖適齢は12か月齢以降 周年繁殖，発情周期：20～21日
ウマ	性成熟は15～18か月齢 季節繁殖（長日性），発情周期：22日
ブタ	性成熟は6～7か月齢 周年繁殖，発情周期：21日
ヒツジ	性成熟は6～7か月齢 季節繁殖（短日性），発情周期：17日
ヤギ	性成熟は6～7か月齢 季節繁殖（短日性）の品種がある，発情周期：21日
ニワトリ	150日齢頃から産卵を始める．初産から1日1個程度卵を産むが， 約400日を経過すると卵質や産卵率が低下する

（文献1より引用）

必問11

D. 犬猫の行動様式と問題行動
2. 個体維持行動

身づくろい行動（グルーミング）の機能でないものを選択する五肢択一問題

※公開されている国試問題と選択肢を確認して解説をお読み下さい。

※国試の設問の選択肢は青文字に、正答肢は**太字**にしている。

解説

身づくろい行動（グルーミング）とは、動物が舌や歯（オーラルグルーミング）、後肢（スクラッチグルーミング）などを使って、自分自身または他個体の被毛や皮膚の手入れをする行動であり、維持行動の1つである。

身づくろい行動には、体表に付着したゴミなどの除去のほか、傷口を清浄にする作用（清潔の維持）、感染症を予防する作用（感染の予防）、被毛に脂肪を塗り広げて防水機能を維持する作用（防水機能の維持）、暑熱環境下で舐めた部位を気化熱により冷却する作用（体温の維持）があるとされる。

また、親子や群れの仲間同士で絆を深める親和的行動としての役割や、親が子どもに行うオーラルグルーミングが成長後の行動に影響を及ぼすという発達行動学的な役割も担うとされている。

一方、過剰なグルーミングは有害であり、猫では舐性（しせい）皮膚炎の発症や毛球症（もうきゅう）（毛の飲み込み過ぎ）による食欲不振につながることもある。

以上から、設問では食欲の増進が選択肢にあったが、これは身づくろい行動の機能ではないので、正答肢は『**食欲の増進**』となる。

【引用・参考文献】
1）森裕司ほか：第10章 維持行動，身づくろい行動．動物行動学，p.114-115，EDUWARD Press，2012.
2）藤村響男編集責任：愛玩動物看護師必携テキスト．p.126，642，676，Gakken，2023.

必問12

D. 犬猫の行動様式と問題行動
6. 行動治療

犬および猫の攻撃行動の治療法で適切でないものを選択する五肢択一問題

※公開されている国試問題と選択肢を確認して解説をお読み下さい。

※国試の設問の選択肢は青文字に、正答肢は**太字**にしている。

解説

犬や猫の攻撃行動は、恐怖対象や不安要素に対する自己防衛、捕食目的、食物・縄張り・所有物などを守る、などさまざまな要因が単一で、または複合して生じる。攻撃行動の治療は、詳細な問診の結果に基づき、以下の方法を組合せて実施される。

環境修正：犬や猫の飼育環境が生物として最低限の条件を満たしているか、恐怖対象となるものや行動がないかなどを確認し、必要に応じて動物周囲の環境を修正する。

行動修正：攻撃行動を誘導する原因が明らかである場合、その刺激となる原因を取り除く。完全な除去が難しい場合は、系統的脱感作および拮抗条件づけを利用して、徐々にその刺激に対する反応を和らげる（順化）。

去勢：攻撃行動を示す雄性動物に対して、去勢手術が行動抑制的に作用することがある。ただし、すべての攻撃行動が減少するわけではなく、反対に悪化することもある。

薬物療法：環境／行動修正のみで攻撃行動の抑制が難しい場合は、抗不安薬や抗うつ薬が補助的に使用される。投与期間が長期になる可能性や副作用について、十分なインフォームが必要である。

行動治療を直接的な目的とした侵襲的な脳手術は実施されないため、『**脳手術**』は適切でないと考えられ、正答肢となる。

一方、疼痛性攻撃行動のように体の痛みを誘発する疾患などの医学的背景が存在する場合、その原因を取り除くための外科手術を実施することがある。

【引用・参考文献】
1）緑書房編集部編：第1部5 問題行動：攻撃行動の種類，原因（動機付け）と治療法．愛玩動物看護師の教科書．第2巻，p.59-62，緑書房，2022．
2）藤村響男編集責任：愛玩動物看護師必携テキスト．p.135，136，Gakken，2023．

系統的脱感作

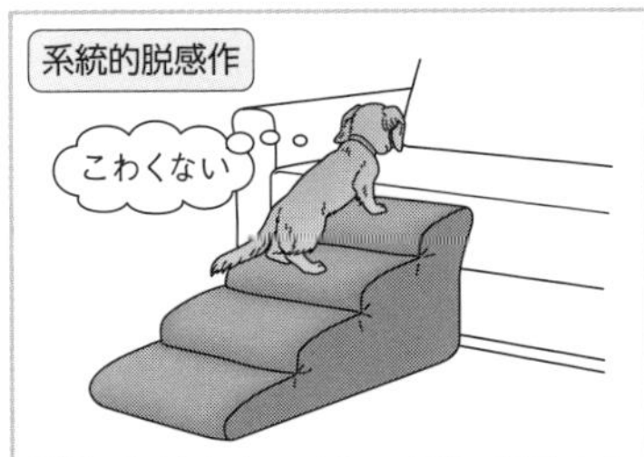

動物が反応しないくらいの弱い刺激から曝露させ始め，次第に刺激を強くしていくことで，強い刺激まで馴らしていく．

拮抗条件づけ

望ましくない反応を示す刺激に対し，別の反応を示す刺激を追提示することで，望ましい反応へと変更させる．

■行動修正法の例

（文献2より引用）

必問13

E．栄養素と代謝、栄養とライフステージ・疾患、療法食
1．基礎栄養

脂溶性ビタミンを選択する五肢択一問題

※公開されている国試問題と選択肢を確認して解説をお読み下さい。

※国試の設問の選択肢は青文字に、正答肢は**太字**にしている。

解説

ビタミンAはレチノール、レチナール、レチノイン酸の総称で、脂溶性ビタミンに分類される。

ビタミンB群、ビタミンCは水溶性ビタミンに分類される。葉酸はビタミンB群の1つ（B_9）である。ニコチン酸とニコチン酸アミドの総称であるナイアシンはビタミンB群（B_3）である。そのほかのビタミンB群は、ビタミンB_1、B_2、パントテン酸（B_5）、B_6、ビオチン（B_7）、B_{12}の計8種類ある。

したがって、正答肢は『**ビタミンA**』となる。脂溶性ビタミンはA、D、E、Kである。

【引用・参考文献】
1）藤村響男編集責任：愛玩動物看護師必携テキスト．p.143，Gakken，2023.

■各種ビタミン

性質	ビタミン名	
脂溶性	A（レチノール）	
	D（カルシフェロール）	
	E（トコフェロール）	
	K（フィロキノン）	
水溶性	B群	B_1（チアミン）
		B_2（リボフラビン）
		B_6（ピリドキシン）
		ナイアシン
		パントテン酸
		ビオチン
		葉酸（フォラシン）
		B_{12}（コバラミン）
	C（アスコルビン酸）	

（文献1より抜粋して作成）

必問14

F. 動物の種類・歴史、飼養管理法

ウサギの品種を選択する五肢択一問題

※公開されている国試問題と選択肢を確認して解説をお読み下さい。

※本問は不適切問題であるため、選択肢すべてを青文字としている。

解説

現在ウサギは、ネザーランドドワーフ、ホーランドロップ、ニュージーランドホワイト、レッキス、フレミッシュジャイアントなど150種以上の品種が知られている。

ロップイヤーは大きく垂れ下がった耳をもつウサギの総称であり、その中にホーランドロップやイングリッシュロップ、フレンチロップなどの品種がある。よって、ロップイヤーは厳密には品種ではない。

メインクーンは猫種、ラサ・アプソおよびウィペットは犬種である。

ヒマラヤンはウサギの一品種であるが、猫の品種でもあり、猫種としてのヒマラヤンのほうが知名度が高いように思う。

公式には、ヒマラヤンとロップイヤーが正答肢になっているが、やや複雑であり、本書では少なくとも必須問題としては不適切と考える。

公式の正答『ヒマラヤン』『ロップイヤー』、本書の見解：不適問題

【引用・参考文献】
1）The American Himalayan Rabbit Association.
https://www.himalayanrabbit.com/ より2023年4月3日検索.
2）緑書房編集部編：第1部4 動物の基本的な取り扱い：ウサギ−背景とおもな品種. 愛玩動物看護師の教科書. 第6巻, p.117, 緑書房, 2022.

必問15

F. 動物の種類・歴史、飼養管理法
2. 産業動物

牛の品種でないものを選択する五肢択一問題

公開されている国試問題と選択肢を確認して解説をお読み下さい。

※国試の設問の選択肢は青文字に、正答肢は**太字**にしている。

解説

牛の品種には、乳用牛として、ホルスタイン、フラウン・メイス（乳肉兼用）、ガンジー、ジャージー、エアシャーなどが、肉用牛として、アバディーンアンガス、ヘレフォード、シャロレー、マリーグレーなどがある。

サフォークは羊の一品種である。

以上から、牛の品種でないのは『**サフォーク**』であり、正答肢となる。

【引用・参考文献】
1）藤村響男編集責任：愛玩動物看護師必携テキスト. p.172, 177, Gakken, 2023.

必問16

G．動物看護に関連する法規
4．公衆衛生行政法規

「狂犬病予防法」を主に所管する機関を選択する五肢択一問題

※公開されている国試問題と選択肢を確認して解説をお読み下さい。

※国試の設問の選択肢は青文字に、正答肢は**太字**にしている。

解説

狂犬病予防法は、「狂犬病の発生を予防し、そのまん延を防止し、及びこれを撲滅することにより、公衆衛生の向上及び公共の福祉の増進を図ることを目的とする」（第1条）。よって、「社会福祉、社会保障、公衆衛生の向上・増進等」を行う厚生労働省が所管（責任・権限として管理）する。その他の設問肢には農林水産省、環境省、経済産業省、内閣府があった。

狂犬病は、犬のみではなく、人を含めたすべての哺乳類が感染する人獣共通感染症である。感染すると、神経症状を示し、ほぼ100％死に至る極めて危険な病気であり、現在も有効な治療法はなく、予防法がかなめとなる。

1950年以前、日本国内の多くの犬が狂犬病と診断されていた。本法律により犬の登録、予防接種、野犬の抑留が徹底され、わずか7年で日本は狂犬病清浄国となり、今日も維持されている。

しかし、日本、ハワイ、グアム、オーストラリア、ニュージーランド、フィジー諸島、アイスランドなどの限られた地域を除き、世界の多くの地域では、依然として毎年多数の感染例が報告されている。

以上から、「狂犬病予防法」を主に所管する機関は『**厚生労働省**』で、正答肢となる。

必問17

H. 動物の愛護と適正飼養に関連する法規
2. 愛護・適正飼養関連行政法規

「動物の愛護及び管理に関する法律」が規定する愛護動物でないものを選択する五肢択一問題

※公開されている国試問題と選択肢を確認して解説をお読み下さい。

※国試の設問の選択肢は青文字に、正答肢は**太字**にしている。

解説

「動物の愛護及び管理に関する法律」(動物愛護管理法)は、(基本原則) 第2条において「動物が命あるものであること」とし、すべての人が「動物は命あるもの」と認識し、みだりに動物に対して虐待などを行うことなく、また、人間と動物が共存する社会を目指して、動物の生理・生態・習性をよく知ったうえで適正に取り扱うよう定めている。

さらに、第44条において、動物のなかでも下記に挙げる動物を「愛護動物」に定め、基本原則に反する取扱いに係る罰則を設けている。

1. 牛、馬、豚、めん羊、山羊、犬、猫、いえうさぎ、鶏、いえばと、あひる
2. 人が占有している動物で、哺乳類、鳥類または爬虫類に属するもの

また、選択肢に魚類である鯉があった。

以上から、同法が規定する愛護動物でないのは『**鯉**』となり、正答肢となる。

【引用・参考文献】
1) 藤村響男編集責任:愛玩動物看護師必携テキスト. p.207, 225, Gakken, 2023.

■愛玩動物看護師に関わる法律の対象動物

獣医師法,獣医療法の対象動物	ウシ,ウマ,めん羊*,ヤギ,ブタ,イヌ,ネコ,ニワトリ,ウズラ,オウム科全種,カエデチョウ科全種,アトリ科全種
愛玩動物看護師法の対象動物	イヌ,ネコ,オウム科全種,カエデチョウ科全種,アトリ科全種(愛玩目的か否かは無関係であることに注意する)
狂犬病予防法の対象動物	イヌ,ネコ,アライグマ,キツネ,スカンク
ペットフード安全法の対象動物	イヌ,ネコ
動物愛護管理法の対象動物	ウシ,ウマ,ブタ,めん羊*,ヤギ,イヌ,ネコ,イエウサギ,ニワトリ,イエバト,アヒル,その他,人が占有している動物で哺乳類,鳥類又は爬(は)虫類に属するもの

*家畜化したヒツジ:めん羊(野生は含まない)

(文献1より引用)

必問18

H. 動物の愛護と適正飼養に関連する法規
4. 野生動物等に関する法律及び条約

「絶滅のおそれのある野生動植物の種の国際取引に関する条約」の通称を選択する五肢択一問題

※公開されている国試問題と選択肢を確認して解説をお読み下さい。

※国試の設問の選択肢は青文字に、正答肢は**太字**にしている。

解説

ワシントン条約は、「自然のかけがえのない一部をなす野生動植物の一定の種が、過度に国際取引に利用されることのないよう、これらの種を保護することを目的」[1]として、米国のワシントンD.C.で採択された（1973年3月3日）。

以上から、正答肢は『**ワシントン条約**』となる。

その他に下記の選択肢があった。

バーゼル条約では、一定の有害廃棄物の国境を越える移動等の規制について国際的な枠組みおよび手続等が規定されており、1989年3月にスイスのバーゼルで作成された。

パリ条約（1883年）は、特許権、商標権等の工業所有権の保護を目的として、「万国工業所有権保護同盟条約」として1883年にフランスのパリで作成された。

ラムサール条約は、特に水鳥の生息地として国際的に重要な湿地に関する条約として、1971年2月にイランのラムサールで採択された。

ロンドン条約は、海洋の汚染の防止を目的に、陸上で発生した廃棄物の海洋投棄や洋上での焼却処分などを規制するための国際条約で、1972年に英国のロンドンで作成された。

【引用・参考文献】

1) 経済産業省：ワシントン条約（CITES）.
https://www.meti.go.jp/policy/external_economy/trade_control/02_exandim/06_washington/index.htmlより2023年4月3日検索.
2) 藤村響男編集責任：愛玩動物看護師必携テキスト．p.234，Gakken，2023.

必問19

G. 動物看護に関連する法規
2. 愛玩動物看護師法

愛玩動物看護師の業務でないものを選択する五肢択一問題

※公開されている国試問題と選択肢を確認して解説をお読み下さい。

※国試の設問の選択肢は青文字に、正答肢は**太字**にしている。

解説

問題のキーワードは愛玩動物看護師の業務についてであるため、問題は業務内容の正誤を問う問題であること予測し、設問が正しいものを選択するか誤ったものを選択するかどちらかをまず確認する。

本問題は"業務でないのはどれか"という問いなので、選択肢から愛玩動物看護師の業務として誤ったものを選択する。

A. **獣医師の指示のもとに行われる診療の補助**

文献1の「動物看護師の職域」に獣医療現場における診療補助と記載がある。しかし、問題文では獣医師の指示のもとに行われる診療の補助と書かれており、この表現では診療を行うのは誰なのか？ 看護師は誰の診療を補助するのか？ という疑問が残る。例えば、"獣医師の診療の補助"もしくは"獣医師の指示のもと、行われる診療の補助""獣医師の指示のもとで行われる診療の補助"のように、読点や接続を変えれば何とか意味がつながる可能性はある。いずれにしても混乱を招く可能性がある文章であることは否めない。

B. **診断と治療方針の決定**

これも上に記載のとおりであり、動物看護師の職域は獣医師の診療および治療行為の補助である。獣医師法第4章 業務（飼育動物診療業務の制限）第17条に「獣医師でなければ、飼育動物（牛、馬、めん羊、山羊、豚、犬、猫、鶏、うずらその他獣医師が診療を行う必要があるものとして政令で定めるものに限る。）の診療を業務としてはならない」とあることから、診断と治療行為は獣医師以外が行ってはならない。

C. **疾病に罹患した、または負傷した愛玩動物の世話と看護**

文献1の「診療補助」の項目に、入院動物の看護や記録との記載がある。

D. **動物介在教育や動物介在活動における技術提供と指導**

動物介在活動（Animal Assisted Activity：AAA）は、一般にアニマルセラピーと呼ばれる活動で、動物とふれあうことによる情緒的な安定、レクリエーションおよびQOLの向上などを主な目的としたふれあい活動のことである。動物介在教育（Animal Assisted Education：AAE）は、小学校などに動物と共に訪問し、正しい動物とのふれあい方や命の大切さなどを伝える活動であり、教育カリキュラムとしても取り入れられている。明文化されてはいないが、認定動物看護師教育コアカリキュラム（2017年8月29日制定）には、応用動物看護学の人間関係動物学にAAAおよびAAEが含まれている。このため、愛玩動物看護師にはこれらの活動の支援が求められていると考えられる。

E. **愛玩動物の愛護および適正飼養にかかわる助言と支援**

文献1の「動物看護師の職域」に、社会における動物の適正飼養の指導であるという記載がある。

以上より、問題の問い方として明らかな誤りを問う場合としては"〜でない"よりも"誤っているもの"という記載に統一するべきである点や、Aの文法的な問題は見受けられるものの、明らかに正しい記述であるA、C、D、Eを消去することで、誤りであり、正答肢は『**診断と治療方針の決定**』となることが導けるであろう。

【引用・参考文献】

1）日本動物保健看護系大学協会カリキュラム委員会編：認定動物看護師コアカリキュラム2019準拠 応用動物看護学①．インターズー，p.59，62，2019.

2）藤村響男編集責任：愛玩動物看護師必携テキスト．p.210，Gakken，2023.

必問20

J．疾病による組織と臓器の変化（病変と病態）
1．動物病理学の基礎

病理組織標本の作成で必ず実施する染色法を選択する五肢択一問題
※公開されている国試問題と選択肢を確認して解説をお読み下さい。

※国試の設問の選択肢は青文字に、正答肢は**太字**にしている。

解説

ヘマトキシリン・エオジン（HE）染色：一般染色。HE染色は、核と核以外の組織成分を青藍色と赤色とにコントラストよく染め分け、細胞および組織構造の光顕レベルでの全体像の把握を目的とする染色で、病理組織標本の最も基本的な染色法。
アザン染色：結合組織染色。膠原線維（コラーゲン）を選択的に青色に染色する。
PAS染色：多糖類染色。グリコーゲン（深赤紫色）や粘液（赤～紫色）を染色する。
コッサ染色：カルシウム染色。カルシウム沈着部を黒褐色に染色する。
アルシアン・ブルー染色：多糖類染色。酸性粘液多糖類を青色に染色する。
　したがって、一般染色である『**ヘマトキシリン・エオジン（HE）染色**』が正答肢となる。その他は特殊染色になるため、その目的に応じて実施される。

【引用・参考文献】
1）藤村響男編集責任：愛玩動物看護師必携テキスト．p.252，Gakken，2023.

必問21

J．疾病による組織と臓器の変化（病変と病態）
3．循環障害

水腫に関する記述で正しいものを選択する五肢択一問題
※公開されている国試問題と選択肢を確認して解説をお読み下さい。

※国試の設問の選択肢は青文字に、正答肢は**太字**にしている。

解説

　水腫とは、皮下組織（浮腫）などの細胞間隙や体腔（胸水、腹水）に余剰な水分が貯留している状態をいう。したがって、唾液の分泌過剰症や水分を多く含む腫瘍のことではない。炎症などによる血管透過性の亢進、循環障害による血液、リンパ液のうっ滞などが原因となる。左心不全は肺水腫、右心不全は肝臓や全身性の水腫を呈するため、心不全が原因のひとつである。
　肺の水腫は水腫の一病態であり、肺のみでみとめられるわけではない。
　血液が溜まることは血腫の説明であり、出血した血液が組織内に溜まった状態で、水腫とは区別される。
　したがって、『**心不全が原因のひとつである**』が正答肢となる。

【引用・参考文献】
1）藤村響男編集責任：愛玩動物看護師必携テキスト．p.259，Gakken，2023.

必問22

J. 疾病による組織と臓器の変化（病変と病態）
4. 炎症

膿瘍内に多数みられる白血球を選択する五肢択一問題

※公開されている国試問題と選択肢を確認して解説をお読み下さい。

※国試の設問の選択肢は青文字に、正答肢は**太字**にしている。

解説

膿瘍とは、主に細菌感染による化膿性の炎症が臓器・組織に限局しているものを指し、膿瘍内部には好中球を含むどろどろの液状滲出物、いわゆる膿（うみ）が充満している。

その他の選択肢として好酸球、好塩基球、リンパ球、単球があった。

したがって、膿瘍内に多数みられる白血球は『**好中球**』で、正答肢となる。

【引用・参考文献】
1）藤村響男編集責任：愛玩動物看護師必携テキスト．p.263，Gakken，2023.

■顆粒球

好中球 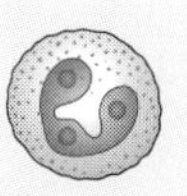	・アズール顆粒を有する ・異物を貪食し，自滅しながら排除する ・鳥類やウサギでは，好中球に相当する細胞を偽好酸球（桃色から橙赤色の顆粒をもつ）という
好酸球 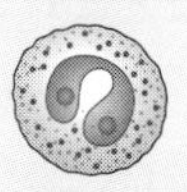	・細胞質に好酸性顆粒を有する ・寄生虫やアレルギー疾患による炎症巣に特異的に出現する ・ブタの食塩中毒の脳病変にも好酸球が出現する
好塩基球 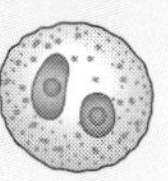	・細胞質に好塩基性顆粒を有する ・食作用と運動能は低い ・脱顆粒（顆粒の放出）により機能を発現する

■単核細胞*

マクロファージ 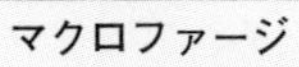 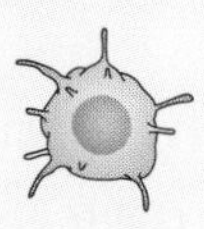	・血管外に出た血液中の単球を組織中のマクロファージと呼ぶ ・貪食作用と抗原提示の２大役割があり，それぞれ貪食細胞，抗原提示細胞と別称される ・個体の全身に配置されており，いち早く外敵と接し，その外敵から個体を守る 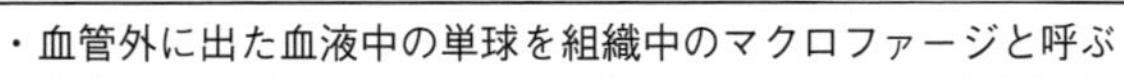
リンパ球 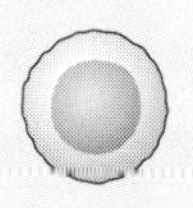	・T 細胞（胸腺由来）と B 細胞（骨髄由来）に大別され，免疫に関わる ・T 細胞は免疫の中心的な役割を果たす ・B 細胞は形質細胞に分化して，抗体を産生し病原体を攻撃する ・形質細胞は，好酸性の滴状物を貯留することがあり，これをラッセル小体という

＊マクロファージ，リンパ球，形質細胞は，１つの核を有することから単核細胞と総称される．

（文献1より引用）

必問23

K．薬物の体内動態・作用機序、治療、副作用
10．悪性腫瘍の治療に用いられる薬物

抗悪性腫瘍薬を選択する五肢択一問題

※公開されている国試問題と選択肢を確認して解説をお読み下さい。

※国試の設問の選択肢は青文字に、正答肢は**太字**にしている。

解説

抗悪性腫瘍薬とは、化学療法薬、いわゆる抗がん薬のことであり、問題は5つの選択肢中から抗悪性腫瘍薬を選ぶものである。基本的に薬剤の名称と用途を把握しておくのが大前提となるが、抗悪性腫瘍薬は日常的に使用しないことが多いため、わからなければ耳慣れない薬剤を選択することによって正解する可能性が高まるかもしれない。また、薬剤の名称には法則性があるため、それを頭のすみに置いておくのも役立つだろう。

アンピシリンは、ペニシリン系の代表的な抗生物質で、グラム陽性菌を中心に効果を示す。ビクシリン（商品名）として獣医療では頻用される。ペニシリン系の薬剤は他にも、アモキシシリン、ベンジルペニシリンなど語尾に“～シリン”がつくものがほとんどである。アミノグリコシド系薬剤は、ゲンタマイシンやカナマイシンなど、語尾に“～シン”がつき、広域抗菌薬のカルバペネム系薬剤は、イミペネム、メロペネムなど語尾に“～ネム”がつくことがほとんどである。

ワルファリンは、深部静脈血栓症や肺血栓塞栓症などに対して使用される抗凝固薬である。リバーロキサバンなど語尾に“～サバン”がつく薬剤もある。

プロポフォールは、全身麻酔の導入、全身麻酔の維持、集中治療および人工呼吸中の鎮静などに使用される。

ドキソルビシンは、最も代表的な抗悪性腫瘍薬の1つで、がん細胞のDNA合成を妨げるほか、DNAを切断してがん細胞を破壊する。またドキソルビシンは、アントラサイクリン系の抗がん薬で抗がん性抗生物質とも呼ばれる薬剤であり、同じ系統には、アクチノマイシンなど語尾に“～シン”がつくものがあるため、アミノグリコシド系と混同しないように注意する。

フロセミドは、ループ利尿薬として獣医療で頻用される薬剤である。その他の薬剤としてチアジド系の利尿薬は、トリクロルメチアジドなど語尾に“～チアジド”がつくものや、その他には非チアジド系のトリパミドなど語尾に“～ミド”がつくものがある。

以上より、抗悪性腫瘍薬は『**ドキソルビシン**』で、正答肢となる。カルボプラチンやシクロホスファミドなど獣医臨床で頻用される抗悪性腫瘍薬があるなかで、ドキソルビシンを出題したのは、語尾に“～シン”がつくため、アミノグリコシド系と混同させる意図があった可能性もある。この点からも、語尾などである程度の正答を導ける可能性があるが、やはり各種の代表的な薬剤を覚える必要がある。

【引用・参考文献】
1）藤村響男編集責任：愛玩動物看護師必携テキスト．p.303，Gakken，2023.

必問24

L．微生物や寄生虫の分類・生物学的特性・伝播様式、感染症の発病メカニズム・検査法・診断法・予防法・治療法、衛生管理、感染防御に関わる免疫学の基礎

3．寄生虫の分類・特徴

瓜実条虫（うりざねじょうちゅう）の感染を媒介する生物を問う五肢択一問題

※公開されている国試問題と選択肢を確認して解説をお読み下さい。

※国試の設問の選択肢は青文字に、正答肢は**太字**にしている。

解説

選択肢の生物を一般的なコロモシラミ（シラミ類）、ヤブカ（カ類）、ヒゼンダニ（小型のダニ類）、ネコノミ（ノミ類）、ノイエバエ（ハエ類）と分類すると考えやすい。

設問では、瓜実条虫の生活環の理解が求められている。瓜実条虫は、日本で普通にみられる条虫である。一般的に成虫は犬、猫の小腸に寄生する。

生活環は、終宿主より糞便とともに受胎片節が排出される。受胎片節は伸縮運動によって、内部の卵嚢を押し出し、さらに卵嚢が壊れて虫卵が外界へ出る。虫卵は中間宿主であるノミ類（イヌノミ、ネコノミ、ヒトノミ）の幼虫に摂取されて、消化管内で孵化し、血体腔で擬嚢尾虫に発育する。ノミ類の幼虫が成虫に変態して、その感染ノミの成虫を終宿主が経口摂取すると、2～4 週で条虫の発育が完了して、糞便に受胎片節が排出される。

瓜実条虫の名は「瓜の実」の形に由来し、別名を「犬条虫」ともいう。終宿主は、犬、猫、キツネ、オオカミ、その他のイヌ科、ネコ科動物、まれにヒト（特に小児）にも寄生するので気をつけたい。

以上より、瓜実条虫の感染を媒介する生物は、中間宿主であるノミ類の『**ネコノミ**』が正答肢となる。

【引用・参考文献】
1）藤村響男編集責任：愛玩動物看護師必携テキスト．p.325，Gakken，2023.

■国内でみられるイヌ・ネコに感染する条虫の分類と形態

条虫の分類	裂頭条虫目	円葉目		
	マンソン裂頭条虫	瓜実条虫（犬条虫）	猫条虫	多包条虫
終宿主	イヌ，ネコ	イヌ，ネコ	ネコ	イヌ
中間宿主	第1：ケンミジンコ 第2：オタマジャクシ，カエル 待機宿主：ヘビ	ノミ （イヌノミ，ネコノミ）	ドブネズミ，野ネズミ リス類，ウサギ類	げっ歯類 （特にエゾヤチネズミ）
感染形態	プレロセルコイド	擬嚢尾虫	嚢尾虫 （帯状嚢尾虫，片節嚢尾虫）	包虫 （繁殖胞・原頭節により構成）
感染経路	第２中間・ 待機宿主の捕食	中間宿主の捕食	中間宿主の捕食	中間宿主の捕食
成虫の形態と特徴	1～2m×1cm 頭節:こん棒状で細長い 吸溝:頭頂で合一 片節:1,000個前後	15～70cm×3mm 頭節:4個の吸盤と額嘴 額嘴:40～60の鉤が3～4列，伸縮性 片節:100個前後	15～60cm×5～6mm 頭節:人型（径1.7mm） 額嘴:大小の鉤が2列 片節:250～300個	1.2～4.5mm 額嘴:大小2種の鉤が交互に2列 片節:4～6個（通常:頭節，未熟片節×2，成熟変節，受胎片節）
寄生部位・様式	小腸	小腸中部以降	小腸	小腸
病原性	多数寄生：慢性下痢， 消化障害 ヒト：マンソン孤虫症	多数寄生：出血性腸炎	病害は軽度 多数寄生：カタル性炎， 下痢	病害は軽微 多数寄生：小腸のカタル性炎，下痢
体外へ排出される虫卵とその特徴	52～76×26～43μm， 黄褐色 左右非対称の楕円形， 小蓋あり	受胎片節が外界に排出され， そこから卵嚢が圧出され， 虫卵が遊離	直径30～37μm 球形	30～44×27～43μm 卵殻が壊れやすいため， 通常は幼虫被殻のみに 包まれた状態で検出

（文献1より引用）

必問25

L．微生物や寄生虫の分類・生物学的特性・伝播様式、感染症の発病メカニズム・検査法・診断法・予防法・治療法、衛生管理、感染防御に関わる免疫学の基礎

プリオン病でないものを選択する五肢択一問題

※公開されている国試問題と選択肢を確認して解説をお読み下さい。

※国試の設問の選択肢は青文字に、正答肢は**太字**にしている。

解説

プリオンは、タンパク質から構成される感染性の病原体である。プリオン病とは、異常型プリオンタンパク質（PrP^{Sc}）による感染症で、致死的な神経変性疾患の総称である。

動物のプリオン病として、牛海綿状脳症（bovine spongiform encephalopathy：BSE）（牛）、スクレイピー（めん羊、山羊）、伝達性ミンク脳症（ミンク）、慢性消耗病（シカ、エルク）が知られている。

また、人のプリオン病には、クロイツフェルト・ヤコブ病（Creutzfeldt-Jakob disease：CJD）、クールー、ゲルストマン・ストロイスラー・シャインカー症候群（Gerstmann-Sträussler-Scheinker syndrome：GSS）、致死性家族性不眠症（fatal familial insomnia：FFI）などがあり、その原因から感染性、遺伝性、特発性に分けられる。

一方、ブルセラ症はブルセラ属に属する細菌（*Brucella* spp.）による人獣共通感染症であり、プリオン病には含まれない。

以上から、プリオン病でないのは『**ブルセラ症**』で、正答肢となる。

【引用・参考文献】

1）日本獣医学会微生物学分科会編：獣医微生物学 第4版．p.143-146，445-448，文永堂出版，2018.

必問26

L. 微生物や寄生虫の分類・生物学的特性・伝播様式、感染症の発病メカニズム・検査法・診断法・予防法・治療法、衛生管理、感染防御に関わる免疫学の基礎

猫パルボウイルス感染症の典型的な症状を選択する五肢択一問題

※公開されている国試問題と選択肢を確認して解説をお読み下さい。

※国試の設問の選択肢は青文字に、正答肢は**太字**にしている。

解説

猫パルボウイルス感染症は、猫汎白血球減少症とも呼ばれる。糞便中に排泄されたウイルスから直接、または汚染した器具などを介して感染する。また妊娠動物では胎盤を介しての感染もある。ウイルスは環境中で非常に長期間にわたって感染性を保持でき、消毒薬に対する抵抗性がきわめて高い。ワクチンにより感染を予防できる。

症状は、感染時の猫の年齢による。生後2週間までにウイルスに感染すると、ウイルスは細胞分裂の盛んな骨髄や腸管粘膜などを標的として増殖するため、白血球減少や腸炎を引き起こし、予後不良である。妊娠猫が感染すると、胎子に感染し、死流産、異常産、小脳形成不全による運動失調症を引き起こす。

よって、猫パルボウイルス感染症の典型的な症状は『**白血球減少**』で、正答肢となる。

その他の選択肢は腹水貯留、口内炎、角膜炎、黄疸であった。

【引用・参考文献】
1) 日本獣医学会微生物学分科会編：獣医微生物学 第4版．p.343，文永堂出版，2018.
2) 明石博臣：動物の感染症 第4版．p.229，近代出版，2019.
3) 小野文子監修：愛玩動物看護師カリキュラム準拠教科書3巻 動物感染症学．p.195-197，EDUWARD Press，2022.

必問27

L．微生物や寄生虫の分類・生物学的特性・伝播様式、感染症の発病メカニズム・検査法・診断法・予防法・治療法、衛生管理、感染防御に関わる免疫学の基礎

3．寄生虫の分類・特徴

犬の疥癬症の病原体を選択する五肢択一問題

※公開されている国試問題と選択肢を確認して解説をお読み下さい。

※国試の設問の選択肢は青文字に、正答肢は**太字**にしている。

解説

選択肢はすべて皮膚疾患の原因となる病原体になる。

皮膚糸状菌症は、*Microsporum canis*を主な原因菌とする皮膚、被毛もしくは爪の真菌感染症。

ノミアレルギー性皮膚炎は、イヌノミ（ノミ類）の刺咬時に注入される唾液成分に対するアレルギー性皮膚炎。

毛包虫症は、毛包虫（小型のダニ類：別名はニキビダニ、アカラス）が毛包や皮脂腺内に寄生し、何らかの理由で異常増殖して脱毛や炎症を引き起こす寄生虫性疾患。原則的には不顕性感染。

マラセチア症は、皮膚の常在真菌（酵母菌）*Malassezia pachydermatis*の存在に関連した痒みを伴う皮膚疾患。

イヌセンコウヒゼンダニ（小型のダニ類：別名は穿孔疥癬虫）は、犬の疥癬症（*Sarcoptes scabiei* var. *canis*による犬の伝染性寄生虫性疾患）を引き起こす。

疥癬症（カイセン症）は、ヒゼンダニ科の小型のダニ類が寄生することによる皮膚感染症である。センコウヒゼンダニは和名で「穿孔疥癬虫」と記載されるとおり、皮膚を穿孔し、トンネルを掘ってその中で生活する。雌はトンネル内で産卵し、孵化した幼ダニは皮膚表面に移動して新たなトンネルをつくって脱皮し、成ダニまで発育する。ダニの穿孔により非常に強い痒みと炎症を引き起こす。

以上より、犬の疥癬症の病原体は『**イヌセンコウヒゼンダニ**』で、正答肢となる。

【引用・参考文献】

1）藤村響男編集責任：愛玩動物看護師必携テキスト．p.327，Gakken，2023.

必問28

L．微生物や寄生虫の分類・生物学的特性・伝播様式、感染症の発病メカニズム・検査法・診断法・予防法・治療法、衛生管理、感染防御に関わる免疫学の基礎

5．免疫学の基礎・応用

抗体産生細胞を選択する五肢択一問題

※公開されている国試問題と選択肢を確認して解説をお読み下さい。

※国試の設問の選択肢は青文字に、正答肢は**太字**にしている。

解説

抗体は、液性免疫における中心的な役割を担う。体内に抗原が侵入すると、特異的な抗原を認識して活性化したB細胞は、ヘルパーT細胞の補助のもと形質細胞に分化し、抗体を産生するようになる。

抗体の役割の代表的なものとして、①病原体や異物を認識して結合し、好中球やマクロファージなどの食細胞が効率的に異物を貪食できるようにする（オプソニン作用）、②病原体の受容体結合部位へ結合して、病原体の標的細胞への結合を阻害する（中和作用）、③病原体と結合し、補体を活性化して菌を溶菌する、などがある。

好中球は、細菌・真菌を貪食・殺菌し、感染の初期防御における中心的な役割を担う。

血小板は、血管の損傷部位に付着してその血液を固まらせる。

単球は、最も大きい白血球で、好中球と同様に貪食能をもち、慢性化した炎症のときに増加する。

Tリンパ球は、その機能によりさまざまな種類があるが、抗体産生の促進や補助をする。

以上より、抗体を産生する細胞は『**形質細胞**』（プラズマ細胞）で、正答肢となる。

【引用・参考文献】
1）藤村響男編集責任：愛玩動物看護師必携テキスト．p.85-86，336，337，340，Gakken，2023．
2）緑書房編集部編：愛玩動物看護師の教科書．第3巻，p.260，緑書房，2022．

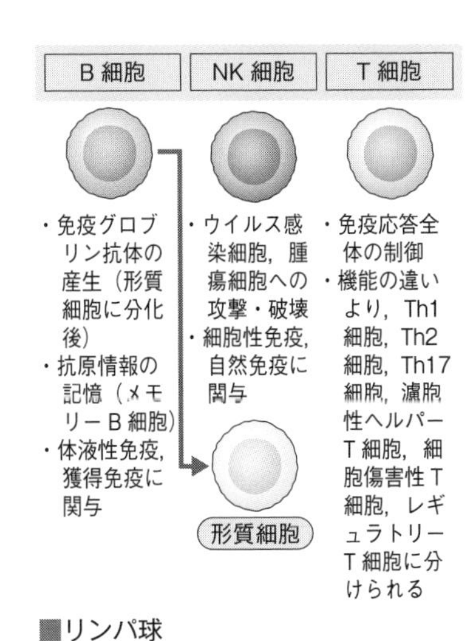

■リンパ球

（文献1より引用）

必問29　M. 環境衛生、食品衛生、疫学、人獣共通感染症

ウイルスによる人獣共通感染症を選択する五肢択一問題

※公開されている国試問題と選択肢を確認して解説をお読み下さい。

※国試の設問の選択肢は青文字に、正答肢は**太字**にしている。

解説

破傷風は、細菌である*Clostridium tetani*（破傷風菌）によって起こる人獣共通感染症である。家畜伝染病予防法の監視伝染病（届出伝染病；対象動物は牛、水牛、鹿、馬）に指定されており、また感染症の予防及び感染症の患者に対する医療に関する法律（感染症法）では五類に分類される。

ジステンパーは、パラミクソウイルス科に属するウイルスによって起こる疾病である。このウイルスはイヌ科および多くの食肉目動物に感染するが、通常人への感染はない。

日本脳炎は、フラビウイルス科に属するウイルスによって起こる人獣共通感染症である。流行性脳炎の1つとして家畜伝染病予防法の監視伝染病（家畜伝染病、通称法定伝染病；対象動物は馬、豚）に指定されている。また、感染症法では四類に分類され、病原体は四種病原体に指定されている。

アスペルギルス症は、アスペルギルス属に属する真菌によって起こる人獣共通感染症である。鳥類で感受性が高く、犬、猫、家畜、人、産業動物すべてに感染する。

炭疽は、細菌である*Bacillus anthracis*（炭疽菌）によって起こる人獣共通感染症である。家畜伝染病予防法の監視伝染病（家畜伝染病、通称法定伝染病；対象動物は牛、馬、めん羊、山羊、豚、水牛、鹿、いのしし）に指定される。また、感染症法では四類に分類され、病原体は二種病原体に指定されている。

以上より、ウイルスによる人獣共通感染症は『**日本脳炎**』で、正答肢となる。

【引用・参考文献】
1）日本獣医学会微生物学分科会編：獣医微生物学 第4版．p.178，182，404-405，470-471，文永堂出版，2018.
2）明石博臣：動物の感染症 第4版．p.62-72，131，近代出版，2019.

必問30　M. 環境衛生、食品衛生、疫学、人獣共通感染症

病原体、感染性微生物やその毒性代謝物でおこる生物への危険性を示す用語を選択する五肢択一問題

※公開されている国試問題と選択肢を確認して解説をお読み下さい。

※国試の設問の選択肢は青文字に、正答肢は**太字**にしている。

解説

微生物そのものや、微生物由来の物質によって人や動物の健康が損なわれることを総称してバイオハザード（biohazard：生物災害）と呼ぶ。

バイオハザードをおこしうる危険な病原体を取り扱う際には、より安全性に配慮した施設が必要となる。そのため、病原体などのリスク評価を行い、それを取り扱うために必要な設備・機器などのレベルが4段階で定められている（バイオセーフティレベル；BSL）。

バイオハザードを防止する対策を表す概念をバイオセイフティーと呼ぶ。

バイオテロリズムとは、病原体を使用したテロリズムのことを指す。

バイオセキュリティーは、生物災害を実験施設や制度の観点から防止する安全対策と防護対策を表す用語である。

バイオテクノロジーとは、生物学（バイオロジー）と技術（テクノロジー）の合成語で、生物の能力や性質を生かした技術を表す用語である。

以上より、正答肢は『**バイオハザード**』となる。

【引用・参考文献】
1）緑書房編集部編：愛玩動物看護師の教科書．第3巻，p.293-295，緑書房，2022.
2）バイオメディカルサイエンス研究会編：バイオセーフティの原理と実際．p.71，みみずく舎，2011.

必問31

N．内科診療の補助に必要な知識
8．X線検査・CT・MRIに関わる技術

放射線を用いる検査を選択する五肢択一問題

※公開されている国試問題と選択肢を確認して解説をお読み下さい。

※国試の設問の選択肢は青文字に、正答肢は**太字**にしている。

解説

CT（Computed Tomography）検査は、多方向から放射線を照射することで体の断層像を得るための検査である。単純X線検査と異なり体内の状態を3次元で評価できるため、各臓器や腫瘤などの解剖学的位置、血管の走行などを詳細に把握できる。

MRI（Magnetic Resonance Imaging）検査は、CT検査と同様に体の断層像が得られる検査だが、放射線ではなく強い磁場と電波を利用して撮像する。

超音波検査は、その名のとおり超音波を利用して臓器などを可視化する検査である。プローブ（探触子）から発せられた超音波が体内の組織に当たりプローブへと跳ね返ってくるが、このときの反射信号の強さと速さにより対象物の形状や性状、位置を把握できる。

心電図検査は、皮膚に接触するように電極を設置することで、心臓内の電気の流れを体表面から記録する検査である。

脳波検査は、頭皮に設置した針電極により脳から発せられる微弱な電気を記録する検査である。

以上より、放射線を用いる検査は『**CT検査**』で、正答肢となる。

【引用・参考文献】
1）藤村響男編集責任：愛玩動物看護師必携テキスト．p.399，Gakken，2023.

必問32

O. 外科診療の補助と安全な手術の実施に必要な知識
2. 術前準備

高圧蒸気滅菌法が適用されるものを選択する五肢択一問題

※公開されている国試問題と選択肢を確認して解説をお読み下さい。

※国試の設問の選択肢は青文字に、正答肢は**太字**にしている。

解説

高圧蒸気滅菌法はオートクレーブ（autoclave：AC）とも呼ばれる。滅菌方法には対象物によってそれぞれ向き・不向きがあるため、それぞれの滅菌法の適応を整理しておく必要がある。

AC滅菌とは、高圧蒸気を使用した方法で最も安価で信頼性が高い滅菌法である。加温による滅菌法としては煮沸が思いつきやすいが、大気圧下（1気圧）で水は100℃までしか温度を上げることができない。しかし芽胞などに対しては100℃では滅菌不十分であることから、さらに水温を上げる必要がある。

このため、圧力鍋を想像すると理解しやすいかもしれないが、滅菌容器内を加圧し、約2気圧程度にすることで水の沸点は120℃まで上昇する。この条件下で発生する水蒸気がさらに高いエネルギーを放出するため、より滅菌の効果が高まる。

プラスチック製カテーテルに使用されるプラスチックは、ポリウレタン、ポリアミド、そしてポリプロピレンである。樹脂・プラスチックが変形を始めてしまう温度を融点として評価するが、強度が著しく低下したり、サイズが変化するなど、もともと期待していた強度をはじめとする物理的な性能を発揮できる限界温度である耐熱温度を評価する。

ポリウレタンの耐熱温度は90～130℃であり、ポリアミド（ナイロン）の耐熱温度は80～140℃である。ポリプロピレンの耐熱温度は100～140℃であり、いずれのプラスチック素材においてもAC滅菌の120℃に耐えられる可能性は低い。

医療現場で使われる手袋の代表的な材質としては、ポリ塩化ビニル、ポリエチレン、ニトリルゴム、天然ゴム（ラテックス）の4つがある。それぞれの耐熱温度は、ポリ塩化ビニルで60～80℃、ポリエチレンで82～100℃、ニトリルゴムで130℃、そして天然ゴムでは100℃程度であり、プラスチック製カテーテルと同様に手術用手袋はAC滅菌では変性する可能性が高い。

吸収性縫合糸の材質にはポリグリコール酸などが挙げられるが、生体に使用した際に吸収される吸収糸の性質本体には体内の水分に接触することが重要であることから、飽和水蒸気が発生するAC滅菌の工程で吸収糸の分解が始まる可能性がある。非吸収糸であるナイロンなどもAC滅菌は物性の変化が生じるため、AC滅菌は禁止されている。

生理食塩水は液体であるため、高温条件下では水が沸騰して蒸発してしまい濃度が変化するため不適であるように思えるが、飽和水蒸気が存在するため生理食塩水の水分は蒸発しない。ブドウ糖を含まない晶質液は基本的にAC滅菌が可能である。ブドウ糖を含む輸液剤は、熱による滅菌を行うとわずかではあるがブドウ糖が熱変性し、輸液剤のpHが低下する可能性がある。

血液製剤とは血液または血液から得られた有効成分のことで、輸血用血液製剤と血漿分画製剤がある。輸血用血液製剤は、動物血液のすべて（全血）または血液から赤血球、血小板、血漿といった成分を分離調製した製剤（成分製剤）である。ヒトではさらに、アルブミン製剤、免疫グロブリン製剤、血液凝固因子製剤が実用されているが、獣医領域では一般的ではない。

このため、設問の血液製剤とは輸血用の全血もしくは新鮮血漿や濃厚血小板血漿と考えられる。当然ながらこれら生体由来のタンパク質は加熱により変性し、その機能が失われるため、AC滅菌は不適である（赤血球は60℃で変性し機能が失われる）。

以上より、高圧蒸気滅菌が何かがわかっていれば、少なくとも高温で滅菌することだけでも知っていれば、イメージで熱に対して弱いプラスチックや手術用手袋、そして血液製剤を消去することができるであろう。吸収糸に関しては、ポリグリコール酸などの材料の物的特性を把握するのは難しいが、吸収糸として“生体内で溶ける糸”とのイメージで熱に対して弱いことが想像できる可能性がある。また手術中に観察していると、吸収糸が組織との摩擦熱で変形し、ヨレてしまうのを見たことがあるかもしれない。

以上より、AC滅菌の適用されるのは『**生理食塩水**』が正答肢となるが、まず輸液剤として現在のところ生理食塩水という表記は使用せず、すべて生理食塩液として記載するべきである。

現在のところ動物病院ではエチレンオキサイド（ethylene oxide：ETO）滅菌が一般的である。その特性は、比較的低温、低湿度で行うことができるため、熱でゆがむような繊細な器械や鋭利な刃物、また一度減圧してガスを吹き込むため、カテーテルなどの管腔状のものにも有効である。

【引用・参考文献】
1）藤村響男編集責任：愛玩動物看護師必携テキスト．p.435，Gakken，2023.

必問33

O. 外科診療の補助と安全な手術の実施に必要な知識
4. 術中補助

吸収性縫合糸の素材を選択する五肢択一問題

※公開されている国試問題と選択肢を確認して解説をお読み下さい。

※国試の設問の選択肢は青文字に、正答肢は**太字**にしている。

解説

吸収性縫合糸の素材を問う問題であるが、吸収糸と非吸収糸の違いを理解しておく必要がある。

吸収性縫合糸は、酵素反応または加水分解によって体内で分解される。分解が起こるまでの期間は、材料、縫合部位および患畜の要因によって変化する。吸収性縫合糸は一般的に小腸吻合、尿路および胆道の縫合や浅層の微小血管の結紮など、深部の組織や治癒が比較的速やかな部位に適用される。

非吸収性縫合糸は長期間にわたり保持する必要のある組織に使用されることが多く、体内で分解・吸収されずに残留する。主に抜糸を行うことができる皮膚（表皮）や癒合が緩やかな血管、神経組織、靭帯、腱に使用される。

合成（人工）素材の縫合糸はPDSやナイロンを材料として構成され、これらの素材は生体内での張力および分解・消失の程度が天然由来の物より予測しやすいため、コントロールすることができる。

綿糸とは綿花を原料とした糸であり、木綿糸とも呼ばれる。綿糸は紀元前にインドで縫合に使用された記録があるものの、現在は使用されない。また木綿は体内では分解されず、吸収糸の材料とはならない。

ポリグリコネートは代表的な合成吸収糸の材料であり、吸収期間は約180日とされている。

絹糸はシルクとも呼ばれ、生糸を精練した絹糸を原料とした非吸収性縫合糸である。異種タンパクであるであるため組織反応性が高い。

ステンレススチールはサージカルワイヤーとも呼ばれ、高抗張力、生体反応小、耐蝕、耐熱性が高く、整形外科（腱縫合、遊離骨片固着）や犬、猫の表皮縫合に使用される。

ポリエステルは、心臓血管外科、神経外科などに使用される合成非吸収糸の材料である。

以上より、綿糸やステンレススチールは吸収性でないことが理解しやすいため、容易に消去できるであろう。絹糸は蚕が分泌するタンパク質であるため、吸収されると誤解されがちであるが、上述のとおり異種タンパクとして異物反応が生じることはあっても吸収することはない。残りのポリグリコネートとポリエステルについては名称も似ており判別が難しいが、ポリエステルはペットボトルの原料であることを知っていれば生体内で分解されないことがわかるため、消去して正答肢の『**ポリグリコネート**』を導くことができるだろう。

しかし、普段から使用する吸収糸の素材であるポリジオキサノン、ポリグリコール酸は覚えておくようにしたい。また、動物の腸管を材料とするcatgut（腸線）も吸収糸であることを覚えておく必要がある。

【引用・参考文献】
1）藤村響男編集責任：愛玩動物看護師必携テキスト．p.470，Gakken，2023.

必問34

P. 動物看護過程の基本的な考え方とプロセス

2．診療記録

診療録（カルテ）に記載する必要がない事項を選択する五肢択一問題

※公開されている国試問題と選択肢を確認して解説をお読み下さい。

※国試の設問の選択肢は青文字に、正答肢は**太字**にしている。

解説

診療記録には、動物の名称、診療した年月日、飼い主の住所、動物の主要症状のほかに、動物の種類や性別、年齢、飼い主の氏名、診断した疾患名または疑われる疾患名、治療方法、処方または処置内容などを記載することが獣医師法施行規則で規定されている。

したがって、**『飼い主の年収』**を記載する必要はないので、正答肢となる。

【引用・参考文献】
1）藤村響男編集責任：愛玩動物看護師必携テキスト．p.498，499，Gakken，2023.

■診療録への記載事項

①診療の年月日
②診療した動物の種類，性，年齢（推定年齢），名号，頭羽数および特徴
③診療した動物の所有者または管理者の氏名または名称および住所
④病名および主要症状
⑤りん告（罹患動物の症状や様子について，飼養者が申し出ること）
⑥治療方法（処方および処置）

（文献1より抜粋して作成）

必問35

Q．疾患の徴候・処置・治療に関する知識、罹患動物の評価と看護の方法
2．代表的な徴候

消化器疾患の動物の看護で優先度が最も低い評価項目を選択する五肢択一問題

※公開されている国試問題と選択肢を確認して解説をお読み下さい。

※国試の設問の選択肢は青文字に、正答肢は**太字**にしている。

解説

消化器疾患をもつ動物においては、いわゆる消化器症状がみられることが一般的である。

消化器とは口腔から嚥下（えんげ）して食物を消化するための器官や臓器であり、食道、胃、小腸、大腸といった消化管のほかに、肝臓、膵臓など消化酵素を分泌する臓器も消化器に含まれる。消化管の動きが悪い場合には吐出や嘔吐といった症状がみられ、また、消化管で水分をうまく吸収できない場合には糞便への変化として下痢や軟便がみられ、消化管の蠕動運動が低下した場合には便秘となる。また、炎症を伴うとメレナや血便といった症状もみられる。消化器疾患に伴って便秘や嘔吐、腹痛などの症状があれば食欲が低下することも考えられる。

したがって、優先順位が低いのは『**排尿**』で、正答肢となる。排尿を優先する疾患の代表は泌尿器疾患が挙げられる。

【引用・参考文献】

1）藤村響男編集責任：愛玩動物看護師必携テキスト．p.529，Gakken，2023.

必問36

Q．疾患の徴候・処置・治療に関する知識、罹患動物の評価と看護の方法

2．代表的な徴候

吐出の原因を選択する五肢択一問題

※公開されている国試問題と選択肢を確認して解説をお読み下さい。

※国試の設問の選択肢は青文字に、正答肢は**太字**にしている。

解説

嘔吐と吐出をしっかりと理解する必要がある。

嘔吐とは、胃に一度入ったものが逆流し、食道を通って口から出てくることである。吐出とは、胃に入る前の食道にあるものが口から出てくることである。そのため、吐出は食道などの疾患を疑い、嘔吐は胃や下部消化管（小腸、大腸）、肝臓や膵臓といった消化器の疾患に加え、内分泌疾患や電解質異常など、原因は多岐にわたる。

胃潰瘍は胃の疾患であり、腸閉塞は下部消化管の疾患である。胆石症は肝臓の疾患であり、膵炎は膵臓の疾患であるため、これらは嘔吐の原因となる。一方で食道狭窄は食道が狭くなり、食物が通過しにくくなることで、吐出の原因となる。

以上より、吐出の原因は『**食道狭窄**』で、正答肢となる。

【引用・参考文献】
1）藤村響男編集責任：愛玩動物看護師必携テキスト．p.529，Gakken，2023.

嘔吐と吐出
吐いた！ 嘔吐？ 吐出？

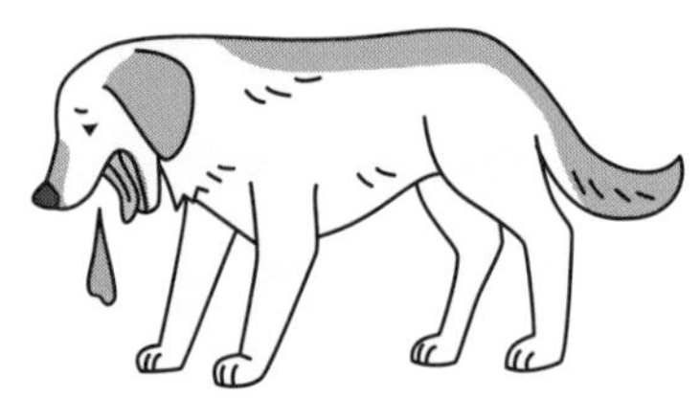

嘔吐
レッチングあり
胃からの逆流

吐出
レッチングなし
食道からの逆流

■嘔吐と吐出の違い

レッチング：空嘔吐またはえずき

（文献1より引用）

必問37

Q．疾患の徴候・処置・治療に関する知識、罹患動物の評価と看護の方法
　3．代表的な疾患

肝疾患の代表的症状を選択する五肢択一問題

※公開されている国試問題と選択肢を確認して解説をお読み下さい。

※国試の設問の選択肢は青文字に、正答肢は**太字**にしている。

解説

肝疾患では、肝臓が障害を受けることで肝臓機能が低下した状態である。肝臓の役割は、毒素の解毒や胆汁の排泄、グリコーゲンの貯蔵などがある。肝機能が低下すると胆汁の排泄がうっ滞することがあり、胆汁の素となるビリルビンという黄色の色素が体内に溜まってしまうことがあり、これを黄疸という。肝疾患ではその他にも嘔吐や食欲不振などがみられる。

多尿は泌尿器疾患や内分泌疾患などでみられる。白血球増加は炎症や感染症でみられる。黄疸は肝疾患や溶血などでみられる。高血圧は循環器疾患や泌尿器、特に腎臓の疾患でみられる。下痢は消化器疾患全般でみられる。

したがって、肝疾患の代表的な症状は『**黄疸**』で、正答肢となる。

【引用・参考文献】
1）藤村響男編集責任：愛玩動物看護師必携テキスト．p.529，549，Gakken，2023.

必問38

Q．疾患の徴候・処置・治療に関する知識、罹患動物の評価と看護の方法
　2．代表的な徴候

皮膚や粘膜が青紫色になることを表す用語を選択する五肢択一問題

※公開されている国試問題と選択肢を確認して解説をお読み下さい。

※国試の設問の選択肢は青文字に、正答肢は**太字**にしている。

解説

低換気や気道閉塞、左右短絡性の心疾患などに伴う重度の低酸素血症により可視粘膜などが青紫色に見える状態を、チアノーゼと呼ぶ。正常な血液中には十分に酸素化され赤色に呈色した赤血球が含まれるため、可視粘膜はピンク色に見えるが、酸素化されていない赤血球が増加すると暗赤色から青紫色に変化する。

ケトアシドーシスは糖尿病に伴うことの多い急性の代謝障害である。インスリンの枯渇により、グルコースではなく脂質をエネルギーとして利用するようになると、体内にその代謝産物であるケトン体が蓄積する。その結果、血液性状の酸性化が生じ（代謝性アシドーシス）、消化器症状や神経症状を示すようになる。

フレグモーネ（蜂窩織炎）は、皮下組織における急性の化膿性炎症である。

アナフィラキシーは、抗原に対する過剰な免疫応答である。ショック状態に陥り死亡することもあるため、適切な処置を迅速に施し、長時間観察する必要がある。

エリテマトーデスは、皮膚および多臓器を傷害する自己免疫性疾患の1つである。全身の臓器が侵される全身性エリテマトーデスと皮膚に症状が限局する皮膚エリテマトーデスに分けられる。発症機序は完全には解明されていない。

よって、正答肢は『**チアノーゼ**』となる。

必問39

Q．疾患の徴候・処置・治療に関する知識、罹患動物の評価と看護の方法
3．代表的な疾患

副腎皮質機能亢進を示す疾患を選択する五肢択一問題

※公開されている国試問題と選択肢を確認して解説をお読み下さい。

※国試の設問の選択肢は青文字に、正答肢は**太字**にしている。

解説

副腎皮質機能亢進とは、副腎皮質の機能が亢進した状態であり、内分泌疾患である。副腎皮質からはコルチゾールというホルモンが分泌されており、コルチゾールが過剰となった疾患を副腎皮質機能亢進症といい、別名クッシング症候群という。

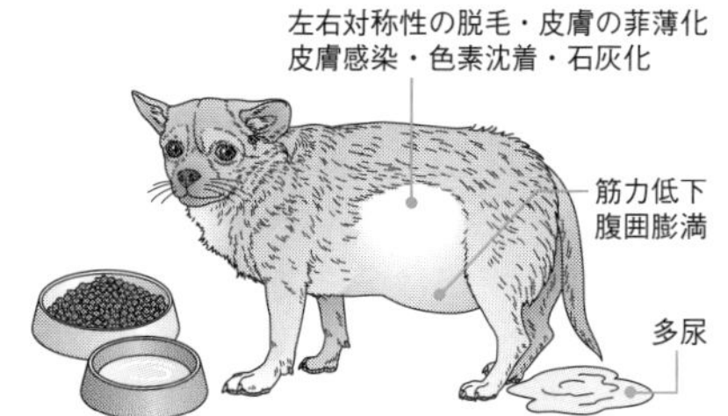

■クッシング症候群のイヌ
（文献1を参考に作成）

一方で、副腎皮質の機能が低下した、副腎皮質機能低下症という疾患もあるが、こちらは別名アジソン病と呼ばれている。

レプトスピラ症はレプトスピラによる感染症である。ウォブラー症候群は頸部の脊椎が不安定となって脊髄損傷を起こす整形疾患であり、ファロー四徴症は先天性の心疾患である（心室中隔欠損、右室流出路狭窄、右室肥大、大動脈騎乗の4つの特徴を有する疾患）。したがって、副腎皮質機能亢進を示す疾患は『**クッシング症候群**』で、正答肢となる。

【引用・参考文献】
1）藤村響男編集責任：愛玩動物看護師必携テキスト．p.533，568，579，Gakken，2023.

必問40

Q．疾患の徴候・処置・治療に関する知識、罹患動物の評価と看護の方法
3．代表的な疾患

水頭症の好発犬種を選択する五肢択一問題

※公開されている国試問題と選択肢を確認して解説をお読み下さい。

※国試の設問の選択肢は青文字に、正答肢は**太字**にしている。

解説

水頭症とは、脳脊髄液の循環障害などが原因となり、脳室の拡張ならびに脳圧上昇を起こす疾患であり、痙攣、発作などの神経症状を示す。好発犬種は小型犬、特に短頭種であるチワワは水頭症の好発犬種として有名である。その他にはヨークシャーテリアなどが挙げられ、先天性であることが多い。したがって、水頭症の好発犬種は『**チワワ**』で、正答肢となる。

その他の選択肢にゴールデン・レトリーバー、柴、秋田、ボーダー・コリーがあった。

【引用・参考文献】
1）藤村響男編集責任：愛玩動物看護師必携テキスト．p.578，Gakken，2023.

必問41

J. 疾病による組織と臓器の変化（病変と病態）
3. 循環障害

ショックの症状を選択する五肢択一問題

※公開されている国試問題と選択肢を確認して解説をお読み下さい。

※本問は不適切問題であるため、選択肢すべてを青文字としている。

解説

ショックの症状を問う問題であり、まずショックの定義を理解している必要がある。医学・獣医学で使用されるショックは、日常会話で使用される“ショックを受ける”とは全く異なる状況を示す。大量の出血による循環血液量減少性ショックや、感染による血液分布異常性ショック、そして心原性ショックなどがあり、いずれも体内を循環する血液量が減少することでショックが引き起こされる。

血圧低下：血圧は、心臓から送り出される血液の量とその血液を受け取る側の全身血管の容積により規定される。すなわち、心臓から送り出される血液量が低下する（循環血液量減少性ショック、心原性ショック）と血圧は低下することは理解しやすいであろう。

また、ストローに息を吹き込むことを想像してみると、ストローが細ければ息を吹き込むことが困難（血圧が上がる）となり、ストローが太ければ息を吹き込むことはたやすくなる（血圧が下がる）。

血管も同様で、さまざまな要因で血管は伸び縮みし、血管が拡張すれば心臓が同じ血液量を送り出している限り血圧は低下し（血液分布異常性ショック）、逆に血管が収縮すれば血圧は上昇する。

脈拍上昇：脈拍数は、心臓が送り出す血液の脈圧によって末梢の動脈が拍動するため、通常心拍数に一致する。心拍数は、さまざまな要因で制御されているが、基本的には自律神経のバランスで調節を受ける。交感神経が優位（興奮状態）であれば心拍数は上昇し、脈拍が増加する。逆に副交感神経が優位（安静状態）であれば心拍数は低下し、脈拍数も減少する。ショック状態における心拍数（脈拍数）は、状況により変化することに気をつける必要がある。ショック時に脈拍数の低下が生じるのは、心原性すなわち心臓の機能が低下した場合に限られる。

血圧低下で述べたように、血圧は心臓から送り出される血液の量と受け取る側の血管の太さ（容積）によって規定される。例えば、敗血症（重度感染症）では炎症性サイトカインが大量に放出され、血管が拡張し血圧は低下するが、生体はこの血圧低下に対して抗うために、心臓から送り出す血液を増加させ、補填しようと心拍数を増加させる。このため心拍数は増加し、脈拍数は増加することとなる。

発熱：体温は、生理反応が円滑に進むように狭い範囲で維持されている。この体温を維持するための主な熱源は肝臓であり、肝臓で行われる代謝反応に由来している。体温は視床下部でモニタされており、変動によって調節され、体温が下がれば末梢血管を収縮させ体表からの熱放散を抑制し、筋肉の震えによる熱産生を促す（シバリング）。一方で、体温が上がれば血管拡張による体表からの熱放散を促し、発汗や呼吸回数の増加などによっても熱放散を促進する。

それでは、ショック状態では体温はどうなるだろうか。出血などの循環血液量低下によるショックは当然熱を運ぶ血液が減少するため、体温が低下することは理解しやすいであろう。

しかし、感染性のショックであれば逆に体温は上昇する。感染は動物の体内で炎症性サイトカインを分泌させ、これにより視床下部の体温の正常値が高く引き上げられる。これは病原体を駆除するために体温を高く保つ必要があると体が判断したためである。身近な例を挙げると、風邪は感染症であり、風邪を引くと寒気を感じることがあるだろう。

しかし、このときに体温を測ってみると38℃で高熱の場合がある。平熱より熱が高いのになぜ寒気がするのか？と思うかもしれないが、これは感染症に対抗するために体がもっと体温を上げるべきであると判断して、体はまだまだ熱を上げようとしている最中である。よって、寒気いわゆる悪寒がある状態で解熱剤を飲むべきではないのはこのためである。

以上より、感染症が存在する場合には体は熱を上げて対抗しようとするため、敗血症に伴うショックでは高熱となっている場合が考えられる。

過呼吸：呼吸は体の中から二酸化炭素を放出し、酸素を体内に取り込む仕組みである。よって、体内の二酸化炭素の量が増加したり、酸素の要求量が増加または酸素の体内への取り込みが低下することで呼吸回数を増やして対処しようとする。これは、頸動脈にあるセンサーによって血液のモニタが行われており、調節されている。

ショックの場合には、呼吸は基本的に早くなる。循環血液量が低下することで全身への酸素供給が低下するため、酸素の吸入量を増やして対処しようとすることから、呼吸回数が増加して頻呼吸となる。また、循環が低下することにより筋肉などから出される乳酸などが血液中に滞留する。体はこのような酸に対する緩衝作用を血液中に備えており、pHを中性付近に維持しようとするが、重度の場合には緩衝が間に合わず、血液のpHが低下（酸性に傾く）する代謝性アシドーシスに陥る。このような場合に体は次の対策として、血液中で二酸化炭素が酸としてはたらくことに着目し、二酸化炭素を追い出すことで血液中の酸の量を減らそうとする。これは呼吸性代償と呼ばれ、吐き出す二酸化炭素の量を増やす、すなわち呼吸数を増やすことでアシドーシスを緩和しようとする。

筋緊張：ショックの症状には虚脱がある。虚脱とは急激な脱力のことであり、ショックでは意識障害などに伴い脱力が生じる。

以上より、この設問には数多くの不適な点があることが理解できるだろう。ショックはその原因やステージにより生体はさまざまな反応を示す。

血圧低下が最も適切な選択肢といえるかもしれないが、脈拍上昇は血圧を維持するために心拍数が上昇するため、誤りとはいえない。また深読みすれば、心拍数ではなく脈拍数と記載していることで、血圧が低下し、脈拍数が触知しがたくなることを意図している可能性もある。しかしそこを問うのであれば血圧低下と同じであり、不適な選択肢となる。

発熱に関しては、ショックが感染症によっても生じることを考えていない選択肢といえる。

例えば、心原性ショックであれば体温は低下するため発熱は消去できるが、ショックと広い定義での出題であれば発熱は正答肢といえる。

また過呼吸に関しては、出題者が何を意図しているのか理解に苦しむ。過呼吸の定義は少し流動的であり、イメージしやすい呼吸回数の増加を示す場合や、回数は変わらなくても呼吸の深さ（一回換気量）を増加させる場合もある。

通常は過換気症候群として換気量の増加を示すが、呼吸回数が増える場合を意図しているならば呼吸数の増加もしくは頻呼吸と記載するべきである。さらに出題者が逆にショックの場合に徐呼吸（呼吸数の低下）となると考えて出題したのであれば、それは頭蓋内出血によるショックで認められるクッシング現象が考えられる。クッシング現象は内分泌疾患のクッシング症候群とは無関係で、頭蓋内出血などにより脳圧が上昇し、延髄が圧迫されることで呼吸数が低下する。

いずれにしても選択肢の内容が不適であり過呼吸も正答肢といえる。筋緊張が唯一シンプルに誤りといえるだろう。

ただ神経原性、すなわち脊髄損傷に伴うショックにまで設問のショックを拡大解釈するのであれば、筋肉の痙攣が生じうるため筋緊張も正答となりうる。

公式の正答は血圧低下であるが、本書の見解ではすべての選択肢が正答肢となりうるため、不適問題である。

公式の正答『血圧低下』、本書の見解：不適問題

【引用・参考文献】
1）藤村響男編集責任：愛玩動物看護師必携テキスト．p.260，Gakken，2023.

必問42

N．内科診療の補助に必要な知識
4．投薬に関わる技術

取り扱いに厳密な曝露防止が必要な薬剤を選択する五肢択一問題

※公開されている国試問題と選択肢を確認して解説をお読み下さい。

※国試の設問の選択肢は青文字に、正答肢は**太字**にしている。

解説

抗悪性腫瘍薬（抗がん薬）は、取扱者や飼い主に対して曝露の防止措置を講ずる必要がある薬物である。取扱者は、ニトリル製グローブ、マスク、防護メガネ、ヘアキャップ、疎水性ガウンを装着し、安全キャビネット内で調剤を行う必要がある。そのとき閉鎖式の薬物混合器具を使用することが望ましい。

また、抗がん薬投与中は、それがわかるように明示し、投与後の排泄物の取り扱いについて飼い主に十分指導する必要がある。また経口薬の場合、可能な限り分割や脱カプセルは行わないようにすべきである。

したがって、正答肢は『**抗悪性腫瘍薬**』となる。

他の選択肢として利尿薬、抗潰瘍薬、抗アレルギー薬、止血薬があった。

【引用・参考文献】
1）鈴木門之ほか：獣医療における抗がん剤の安全な取り扱いに関する調査．医療薬学 41（6）：373-387，2015.
2）藤村響男編集責任：愛玩動物看護師必携テキスト．p.607，Gakken，2023.

必問43

R．臨床検査の原理・方法・意義と検体・測定機器の扱い方
2．血液検査

最も数が多い血液細胞を選択する五肢択一問題

※公開されている国試問題と選択肢を確認して解説をお読み下さい。

※国試の設問の選択肢は青文字に、正答肢は**太字**にしている。

解説

犬および猫の末梢血中における各血球数の基準値は下表のとおりである。

血液細胞名	犬 （単位はすべて個数 / μL）	猫 （単位はすべて個数 / μL）
赤血球	5,500,000～8,500,000	5,000,000～10,000,000
血小板	200,000～400,000	300,000～700,000
好中球	3,000～11,800	2,500～12,800
リンパ球	1,000～4,800	1,500～7,000
単球	150～1,350	～850
好酸球	100～1,250	～1,500
好塩基球	～100	～100

（文献1より抜粋して作成）

測定機器や施設により基準値は若干異なるが、最も多いのは『**赤血球**』で、正答肢となる。

【引用・参考文献】
1）富士フイルムVETシステムズ株式会社：動物医療，血液学検査．
https://www.fujifilm.com/jp/ja/healthcare/veterinary/examination/hematology/blood-cell-classification より2023年4月5日検索．
2）藤村響男編集責任：愛玩動物看護師必携テキスト．p.620，Gakken，2023．

必問44

R. 臨床検査の原理・方法・意義と検体・測定機器の扱い方
2. 血液検査

腎機能検査で測定する項目を選択する五肢択一問題

※公開されている国試問題と選択肢を確認して解説をお読み下さい。

※国試の設問の選択肢は青文字に、正答肢は**太字**にしている。

解説

生化学検査において腎機能を評価する項目は、クレアチニン（CRE）や尿素窒素（BUN）である。特にCREは腎臓特異的で、数値の上昇は腎機能障害を示す。

アルカリホスファターゼ（ALP）は、肝臓や胆道疾患、骨疾患、腫瘍、クッシング症候群などで上昇する。アラニンアミノトランスフェラーゼ（ALT）は、肝細胞が障害を受けた際に上昇する。アスパラギン酸アミノトランスフェラーゼ（AST）は、肝細胞の障害に加え、筋肉の障害や溶血によっても上昇する。クレアチンホスホキナーゼ（CPK）は、筋肉の障害や炎症によって上昇する。

したがって、腎機能検査で測定する項目は『**CRE**』で、正答肢となる。

【引用・参考文献】
1）藤村響男編集責任：愛玩動物看護師必携テキスト．p.622，Gakken，2023.

必問45

S．事前問診、入院動物の容態説明、院内における他のスタッフとのコミュニケーション
2．院内コミュニケーション

飼い主との面接で、「傾聴」に関連しないものを選択する五肢択一問題

※公開されている国試問題と選択肢を確認して解説をお読み下さい。

※本問は不適問題であるため、選択肢すべてを青文字としている。

解説

飼い主との面接のなかでの「傾聴」とは、集中して飼い主の話を「聴く」ことにより、ただ医療情報を収集するだけでなく飼い主の思いや感情を読み取り、コミュニケーションを図るための技法である。「聴く」ことが重要であり、むやみやたらに飼い主の話を遮ることがあってはならない。飼い主が言いたいことや思っていることを話せるように、話のなかに適度な間を設けたり、「あいづち」をうったり、促すような発言をすることで、話を続けやすくすることが重要である。

また、飼い主が話したことを自然に「繰り返しをする」ことで、聴き手側が飼い主に寄り添い、内容を理解しようとしていることを示すことができる。さらに傾聴と同時に行われる技法として、「受容」「共感」「支持」がある。「受容」は飼い主の話を一時的に無条件で受け入れることで相手に尊重の意を示すこと、「共感」はまるで飼い主と同じ体験をしているような感覚を意識すること、「支持」は飼い主が動物のために努力していることを認め、その行為を褒めるなどして支持し、承認の態度を相手に示すことである。よって「積極性」以外は傾聴に関連する。

一方、傾聴は、受動的傾聴、反射的傾聴、積極的傾聴に分けられる。前二者は上述した技法によって成り立つが、積極的傾聴は、聴き手が質問する、言葉を加えるなど主体的にはたらきかけることで、飼い主とより深いコミュニケーションを取ることであり、これは「積極性」と捉えることができなくもない。

公式の正答は積極性であるが、本書の見解では解釈によっては積極性も「傾聴」と捉えることができ、すべての選択肢が不正答肢となり、不適問題である。

公式の正答『積極性』、本書の見解：不適問題

【引用・参考文献】
1）小沼守著，石原俊一監修：第3章2 傾聴（共感・支持）．ロジックで学ぶ獣医療面接．p.48-54，緑書房，2015
2）藤村響男編集責任：愛玩動物看護師必携テキスト．p.632，Gakken，2023.

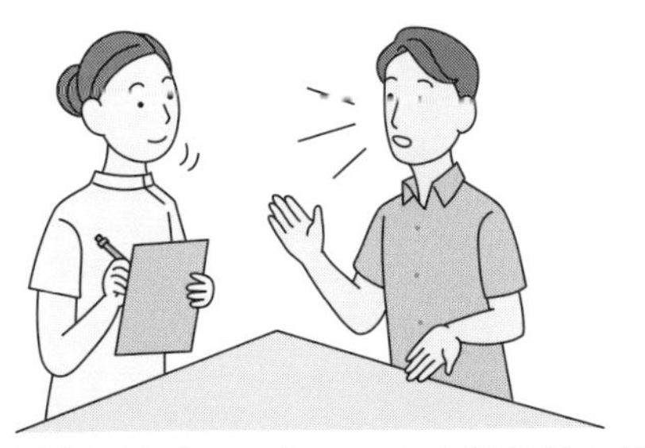

■非言語コミュニケーションと傾聴（良い例）

（文献2より引用）

必問46

S. 事前問診、入院動物の容態説明、院内における他のスタッフとのコミュニケーション
2. 院内コミュニケーション

飼い主との面接で、愛玩動物看護師が行う「開かれた質問」を選択する五肢択一問題

※公開されている国試問題と選択肢を確認して解説をお読み下さい。

※国試の設問の選択肢は青文字に、正答肢は**太字**にしている。

解説

「開かれた質問（open-ended question）」とは、「どうされましたか」「それはどんな様子ですか」「お困りのことはなんですか」のように、飼い主に自由な回答を促す質問である。飼い主は自分の言葉で自由に答えることができるため、“聴き手側に受け入れられている”という印象をもつ。このとき聴き手側は、飼い主の回答を傾聴の姿勢で聴くことが重要である。幅広くさまざまな情報を取得しやすい。

一方、「食欲はありますか」「熱はありますか」など「はい」「いいえ」で、また「いつから始まりましたか」「どこが痛そうですか」など特定の時期、部位など、回答を限定する質問を「閉ざされた質問（closed-ended question）」と呼ぶ。開かれた質問と異なり、聴き手側が主導する質問方法であり、回答に時間を要さないためテンポが早く、聴き手側が知りたい情報を効率よく取得することができる。

しかし、閉ざされた質問だけでは、獣医師が正しい診断をするうえでそれにつながる情報が十分に得られないことも多く、不完全な面接となることがある。よって、開かれた質問と閉ざされた質問を上手く組合せて、幅広く十分な情報が得られるように考えて質問すべきである。

したがって、正答肢は『**どうされましたか**』となる。

【引用・参考文献】
1）小沼守著，石原俊一監修：第3章1 導入・質問．ロジックで学ぶ獣医療面接．p.42-45．緑書房，2015．
2）藤村響男編集責任：愛玩動物看護師必携テキスト．p.636．Gakken，2023．

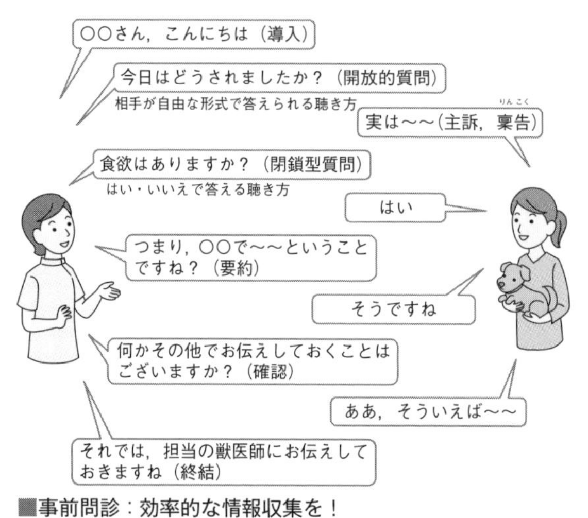

■事前問診：効率的な情報収集を！

（文献2より引用）

必問47

S．事前問診、入院動物の容態説明、院内における他のスタッフとのコミュニケーション
3．院内業務

動物病院で愛玩動物看護師の管理対象でないものを選択する五肢択一問題

※公開されている国試問題と選択肢を確認して解説をお読み下さい。

※本問題は複数正答であるため、選択肢すべてを青文字としている。

解説

動物病院における管理対象についての出題である。まず「管理対象」の意味を考える必要があるが、管理とは“ある規準などから外れないよう、全体を統制すること”や“物事が円滑に進むように処理し、財産や設備などを保守・維持していくこと”と定義されている。よって出題の意図は、愛玩動物看護師が直接手に触れて処理や保守、そして点検などを行ってはいけないものを選ぶことである。

麻薬は、都道府県知事の免許を受けた麻薬管理者が、麻薬診療施設で施用されるため交付される麻薬を管理している。麻薬管理者は、医師、歯科医師、獣医師または薬剤師に限定されるため、愛玩動物看護師の管理対象とはならない。

特別な記載がないため、廃液にはさまざまな可能性が含まれる。一般的に動物病院から出される廃液に含まれるものには、レントゲン定着・現像廃液、ホルマリンなどの産業廃棄物や血液検査廃液などの感染性のものも含まれる。

これらに対して厳密には、施設内での感染事故等を防止し、感染性廃棄物を適正に処理するために、特別管理産業廃棄物管理責任者を設置しなければならない。感染性廃棄物に係る特別管理産業廃棄物管理責任者は、次のいずれかの者でなければならない。

(1) 医師、歯科医師、薬剤師、獣医師、保健師、助産師、看護師、臨床検査技師、衛生検査技師または歯科衛生士
(2) 2年以上廃棄物処理法第20条に規定する環境衛生指導員の職にあった者
(3) 学校教育法（昭和22年法律第26号）に基づく大学もしくは高等専門学校、旧大学令（大正7年勅令第388号）に基づく大学もしくは旧専門学校令（明治36年勅令第61号）に基づく専門学校において医学、薬学、保健学、衛生学もしくは獣医学の課程を修めて卒業した者（当該課程を修めて同法に基づく専門職大学の前期課程を修了した者を含む。）またはこれと同等以上の知識を有すると認められる者であることから、愛玩動物看護師は対象として考えられていない可能性がある。このため廃液に関して管理は、動物病院においては獣医師である必要がある。

手術器具は獣医師とともに看護師が管理を行う主な対象である。文献1では“動物看護師はヒトのパラメディカルの役割の多くをこなさねばならない”という説明がある。

パラメディカルには看護師や臨床工学技士（医師の指示の下に、生命維持管理装置の操作［一部省略］及び保守点検を行うことを業とする者）の役割が含まれており、このことから手術器具は愛玩動物看護師の管理対象といえる。

輸液ポンプも手術器具と同様に愛玩動物看護師の管理対象といえる。

空調、特に入院室の空調の管理は動物の体調に直結する可能性があるため、管理が

重要となるが、いわゆる設備の保守に含まれるため、基本的には誰でも良いといえる。しかし、施設が大きく自前のボイラー施設がある場合には、ボイラー管理を行うことができるボイラー技師の資格が必要となる。

以上より、普通に考えれば正答肢は麻薬となるため難しい問題ではないだろう。

ただし、廃液や空調のように対象が抽象的であり、場合によっては特別な資格が必要となるため、厳密にいえば正答肢となりうる。よって、この設問は複数正答と考えられ、不適問題である。

公式の正答『麻薬』、本書の見解：不適問題

【引用・参考文献】

1）全国動物保健看護系大学協会 カリキュラム委員会編：認定動物看護師コアカリキュラム2019準拠 応用動物看護学①．p.58 図1-1-4，インターズー，2019.

必問48

T．愛玩動物と使役動物の歴史・品種・役割、適切な飼養管理方法
　3．愛玩動物の飼養管理

薬用シャンプーの際に行ってはいけない行為を選択する五肢択一問題

※公開されている国試問題と選択肢を確認して解説をお読み下さい。

※国試の設問の選択肢は青文字に、正答肢は**太字**にしている。

解説

動物のシャンプーを行う前に、ブラッシングにより体に付着した埃などを落とし、絡まった毛をほぐす（あらかじめブラッシングする）。これによりシャンプー液が浸透しやすく、またシャンプー後に乾燥させやすくなる。体を濡らす、またはシャンプーを流す際に使用するお湯は動物の体温より低いぬるま湯を使用する。

脱脂作用の強いシャンプー液を使用する場合などを除き、原則二度洗いする。一度目は予備洗いとして簡単に、二度目は10～15分ほどかけて薬液が浸透するように時間をかけて洗う。もしシャンプーが短時間で終了する場合は、数分泡立てた状態で静置してから洗い流す（シャンプー後、５分程度静置してから洗い流す）。また薬液を均等にするため、シャンプー液は動物に直接かけず、手の上で泡立ててから使用する（シャンプー液を泡立て、体にすり込む）。シャンプー後は薬液が残らないようにしっかりとすすぎ、ある程度手で水をきった後に、タオルを用いて水気をとる。このとき、皮膚はこすらずタオルに水を吸わせるように軽く押しつける。ドライヤーで風乾する際は、体から20～30cm離して行い、低温やけどを起こさないように注意する。

以上より、『**体温より高い湯を用いる**』は行ってはいけない行為であり、正答肢となる。

【引用・参考文献】

1）松原孝子：第3章 日常業務における技術，一般的なシャンプーの方法．動物看護技術トレーニングブック．p.76-78，インターズー，2014.

必問49

X．ペット関連産業の概要と課題、従事者の職業倫理・行動倫理
1．ペット関連産業における職業倫理と行動倫理

仕事において善悪を判断する際に、人として守るべき行動基準を選択する五肢択一問題

※公開されている国試問題と選択肢を確認して解説をお読み下さい。

※国試の設問の選択肢は青文字に、正答肢は**太字**にしている。

解説

「倫理」とは、社会のなかで「善いこと」と「悪いこと」を判断する根拠となる。

「慣行」とは、習慣として広く行われていることである。職業倫理とは、「特定の職業に要請される倫理、または職業人に求められる倫理」であり、社会から求められる倫理的な行動基準である。そのため、職能団体などにより倫理綱領が定められている場合が多く、愛玩動物看護師においても、一般社団法人日本動物看護職協会が「愛玩動物看護者の倫理綱領」を示している。よって、正答肢は『**職業倫理**』となる。

他の選択肢として、職業慣行、職業体験、職業訓練、職業選択があった。

必問50

X．ペット関連産業の概要と課題、従事者の職業倫理・行動倫理
4．動物取扱業

他の施設で生育された動物を譲渡され販売する場合、輸送された犬または猫を観察しなければならない期間を選択する五肢択一問題

※公開されている国試問題と選択肢を確認して解説をお読み下さい。

※国試の設問の選択肢は青文字に、正答肢は**太字**にしている。

解説

2019年に行われた「動物の愛護及び管理に関する法律」の改正においては、動物取扱業による適正飼養等の促進を図るため、遵守基準が新たに制定された。「第一種動物取扱業者及び第二種動物取扱業者が取り扱う動物の管理の方法等の基準を定める省令」において、飼養施設の構造・規模、環境の管理、繁殖の方法等の7項目について、動物取扱業者が守るべき基準が具体的な数値で示されている。その5つ目の項目で「動物の展示又は輸送の方法に関する事項」として、「飼養施設に輸送された犬又は猫については、輸送後2日間以上その状態（下痢、おう吐、四肢の麻痺等外形上明らかなものに限る。）を目視によって観察すること」と定められている。

以前から販売または貸出しを行う場合の搬送については、2日間以上の目視が義務付けられていたが、同一事業者間における店舗間の輸送時についても飼養施設への輸送後2日間以上の観察が必要との基準が示された。よって、正答肢は『**輸送後2日間以上**』となる。

なお、何らかの疾病に関わる症状が認められた場合には、すみやかに獣医師の診察を受けさせることも規定されている。

他の選択肢として輸送後1時間以上、輸送後半日以上、輸送後1週間以上、輸送後8週間以上があった。

第1回 愛玩動物看護師 国家試験 問題解説

一般問題

一般
問1

A．生命倫理の考え方、動物愛護と動物福祉
1．生命倫理の概念

獣医療に関する記述として正しい内容を選択する五肢択一問題

※公開されている国試問題と選択肢を確認して解説をお読み下さい。

※国試の設問の選択肢は青文字に、正答肢は**太字**にしている。

解説

獣医療従事者は、学会や研修会に積極的に参加するなどし、常に最新の専門知識、技術を習得し、常に高い診療技術水準を維持するように生涯学習に努めなければならない。飼い主には、個人的な価値観に基づく情報ではなく、学術的に標準的、一般的だと考えられる情報を伝えるべきである。したがって、「獣医療従事者は、個人的な価値観で飼い主に情報を伝えるべきである」は誤りである。

生命倫理は医療倫理の基礎となっており、獣医療においても同様である。また、獣医師は、公衆衛生分野あるいはバイオメディカル分野などにおいて人の健康にも密接に関わる専門職であることから、生命倫理は重要といえる。したがって、「生命倫理に獣医療は含まれない」は誤りである。

獣医療においては、『**飼い主の知る権利や決定権を尊重することをインフォームドコンセントという**』。したがって正答肢となる。単にトラブルを防ぐためだけに行われるものではない。インフォームドコンセントは、人の医療において、患者の自己決定権や知る権利を尊重する動きから重視されるようになった。

セカンドオピニオンも、その延長線上にあるもので、獣医療でも行われている。したがって、「獣医療では、セカンドオピニオンを求めることは行われていない」は誤りである。

安楽死は、動物福祉の観点から、動物の痛みや苦痛が最小限となる方法で行われなければならない。したがって、「動物の安楽死処置において、心身に苦痛を与えることはみとめられている」は誤りである。

【引用・参考文献】
1）藤村響男編集責任：愛玩動物看護師必携テキスト．p.3，5，Gakken，2023.

一般
問2

A．生命倫理の考え方、動物愛護と動物福祉
4．産業動物の福祉

産業動物の動物福祉に関する国際基準を策定している国際機関を選択する五肢択一問題

※公開されている国試問題と選択肢を確認して解説をお読み下さい。

※国試の設問の選択肢は青文字に、正答肢は**太字**にしている。

解説

OIE（国際獣疫事務局）とは、「世界の動物衛生の向上」を目的とした、専門分野（動物用医薬品、感染症、動物性食品の安全、産業動物の動物福祉等）に関する政府間機関であり、フランスのパリで1924年に発足した（Office International des Épizooties）。

当該機関は、上記の専門分野に関わる基準の策定のほか、加盟国の各国内に設置されたリファレンスラボラトリーやコラボレーションセンター、およびその他の研究所等と協力および連携し、上記の専門分野に関わる科学的および技術的研究を実施し、また、関連するデータや情報を収集、分析、公表、普及させる。さらに、加盟国の専門職員への科学的および技術的訓練の提供なども行っている。

2003年より、当該機関は、通称「World Organisation for Animal Health：WOAH」を用いることとし、法的名称の略称「OIE」もそのまま使用される。

以上から、正答肢は『**OIE（国際獣疫事務局）**』となる。

その他に下記の選択肢があった。

WHO（世界保健機関）は、すべての人々の精神的・肉体的な健康の向上を目的とする国際連合の保健事業専門機関であり、World Health Organizationの略である。

FAWC（産業動物福祉協議会）は、動物福祉の基本的な考え方となっている動物福祉の原則「5つの自由」を提唱した。

WAP（世界動物保護協会）は、国際的な動物保護活動を行う団体であり、各国の畜産動物の保護指数を定期的に発表することにより、啓発活動を行っている。

ISO（国際標準化機構）は、国家間の工業製品・技術・食品安全・農業・医療などで標準規格を設定し、国際的に最低限の基準に適合していることを保証することで、世界貿易を促進している。

【引用・参考文献】
1）藤村響男編集責任：愛玩動物看護師必携テキスト．p.22，Gakken，2023.

A. 生命倫理の考え方、動物愛護と動物福祉

5. 実験動物の福祉

実験動物の福祉における「3Rの原則」のうち、Reductionの説明を選択する五肢択一問題

※公開されている国試問題と選択肢を確認して解説をお読み下さい。

※国試の設問の選択肢は青文字に、正答肢は**太字**にしている。

解説

「3Rの原則」とは、国際的に普及・定着している、実験動物の飼養保管等および動物実験の適正化の原則であり、下記により構成される。

・Replacement(置き換え)

利用の目的を達することができる範囲において、できる限り動物を用いる方法に代わるものを利用する。

例）既知のデータをコンピュータ上で再解析する(コンピュータ・シミュレーションの利用)。培養細胞を用いる(培養細胞の使用)。など

・Reduction(動物数の削減、低減)

利用の目的を達することができる範囲において、できる限り使用する動物の数を少なくする(動物使用頭数の削減)。

例）あらかじめ、統計的に妥当と思われる使用匹数を、過去の文献などから類推する、など。ただし、1匹など極端に少ない使用数を設定するなどは、個体差の可能性を否定できないなどの統計学的妥当性を失うため、動物実験を行う意義を失う。

・Refinement(実験措置の洗練)

利用の目的を達することができる範囲において、できる限り動物に苦痛を与えない方法を用いる(苦痛や恐怖の軽減)。

例）外科手術の際、あらかじめ、シミュレータなどを用いて手技を練習する。適切な鎮静や麻酔を行う。疾病を生じさせる場合、発熱や体重減少などの目的とする症状や指標が得られた時点で実験を終了し、死亡するまで放置しないなど。ただし、ある神経活動を測定する際、その活動を妨げる麻酔を用いるなどは、動物実験を行う意義を失う。

以上から、正答肢は**『動物使用頭数の削減』**となる。

その他の選択肢として適正な飼育管理があった。

【引用・参考文献】
1）藤村響男編集責任：愛玩動物看護師必携テキスト．p.25, Gakken, 2023.

一般
問4

A. 生命倫理の考え方、動物愛護と動物福祉

6. 展示動物の福祉

展示動物の環境エンリッチメントの説明として正しい2つの組合せを選択する五肢択一問題

※公開されている国試問題と選択肢を確認して解説をお読み下さい。

※国試の設問の選択肢は青文字に、正答肢は**太字**にしている。

解説

環境エンリッチメントとは、動物福祉の観点から、飼育動物に対し、自然界で行われているような本能的で多様な行動を引き出せるような食事の与え方や飼育方法、飼育環境の工夫を行うことである。自然界では、採食に多くの時間を費やしていることから、『**給餌器を複雑にして採食時間を長くする**』ような工夫は適切である。

また、自然界で聞こえてくる音を再現する『**他の動物の鳴き声を流して聴覚を刺激する**』ような工夫も有益である。以上の2つの組合せが正答肢となる。

捕食動物と被捕食動物を一緒に飼育したり視野に入る場所で飼育することは、特に被捕食動物に大きなストレスがかかるため、適切ではない。したがって、「生息地に近い環境にするため天敵動物と一緒に飼育する」は誤りである。

玩具や遊具は、好奇心を満たすことも重要であり、変化を与えることも必要となる。したがって、「ストレスを感じないよう常に同じ遊具・玩具を与える」は誤りである。

居住空間は、それぞれの動物の特性や自然界での生息環境も考慮し、立体的な配置などの工夫を行うべきである。したがって、「事故防止のために居住空間を単調にする」は誤りである。

【引用・参考文献】
1）藤村響男編集責任：愛玩動物看護師必携テキスト．p30，Gakken，2023.

B. 動物の形態・機能、生命維持の仕組み
1. 生命のすがた

細胞小器官とその機能の組合せで正しいものを選択する五肢択一問題

※公開されている国試問題と選択肢を確認して解説をお読み下さい。

※国試の設問の選択肢は青文字に、正答肢は**太字**にしている。

解説

リボソームは、RNAとタンパク質からなる巨大な複合体であり、タンパク質の合成（mRNAの翻訳）を行う細胞内小器官である（設問の組合せは物質の加水分解であり、誤りである）。

リソソームは、生体膜で包まれた構造体で多くの加水分解酵素を含んでおり、細胞内の不要物などさまざまな生体分子を加水分解する（設問の組合せはタンパク質合成であり、誤りである）。

ミトコンドリアは、外膜と内膜の2枚の生体膜で構成され、主要な役割はエネルギー源［アデノシン三リン酸（adenosine triphosphate）：ATP］産生である。したがって、この組合せは正しい。その他のはたらきとして、細胞内のカルシウムイオン濃度の調節や脂質の酸化などに関わっている（設問の組合せは**ATP産生**であり、正答である）。

小胞体は、リボソームが膜上に存在する粗面小胞体と存在しない滑面小胞体に分かれる。粗面小胞体はタンパク質の合成と貯蔵、滑面小胞体は脂質合成、解毒、グリコーゲン代謝、カルシウムイオンの貯蔵などの役割がある（設問の組合せは物質の細胞外分泌であり、誤りである）。

ゴルジ体は、層板上に重なった袋状の構造体で、タンパク質の輸送と修飾に関与している（設問の組合せは脂質代謝であり、誤りである）。

以上より、『**ミトコンドリア－ATP産生**』の組合せが正答肢となる。

【引用・参考文献】
1）藤村響男編集責任：愛玩動物看護師必携テキスト．p.32，Gakken，2023.

一般
問6

B. 動物の形態・機能、生命維持の仕組み
2. 循環器とその調節

哺乳類の心臓に関する記述で正しい内容を選択する五肢択一問題

※公開されている国試問題と選択肢を確認して解説をお読み下さい。

※国試の設問の選択肢は青文字に、正答肢は**太字**にしている。

解説

哺乳類の血液の循環は、左心室から拍出され大動脈弓を介して体循環（全身循環）に入り、大静脈から心臓の右心房に流入する。血液は、右心房から右心室を経て、肺動脈から肺を循環し肺静脈から左心房に入り、再び左心室に戻る。肺循環では肺を通過する過程で血中のガス交換が行われ、酸素の取り込みと二酸化炭素の排出が起こる。

左心房には動脈血が流れる：動脈血とは、酸素を多く含む血液のことで、哺乳類では肺静脈および大動脈弓に続く大動脈の血液のことである。左心房には肺静脈を経て酸素の豊富な血液が流れ込むため、この記述は正しい。

左心室には静脈血が流れる：静脈血とは、酸素が少なく二酸化炭素を多く含む血液のことで、大静脈および肺動脈のことである。右心房に流入し、右心室から拍出される。

右心房と右心室の間に僧帽弁がある、左心房と左心室の間には弁はない：心房と心室の間には右心と左心それぞれに三尖弁と僧帽弁があり、血液の逆流を防いでいる。

右心室と左心室の壁厚はほぼ同じである：左心室は全身に血液を送るため、強い収縮力が必要であり、右心室に比べて心筋が発達、肥厚している。

以上より、哺乳類の心臓に関する記述として正しいのは『**左心房には動脈血が流れる**』で、正答肢となる。

【引用・参考文献】
1）藤村響男編集責任：愛玩動物看護師必携テキスト．p39，Gakken，2023.

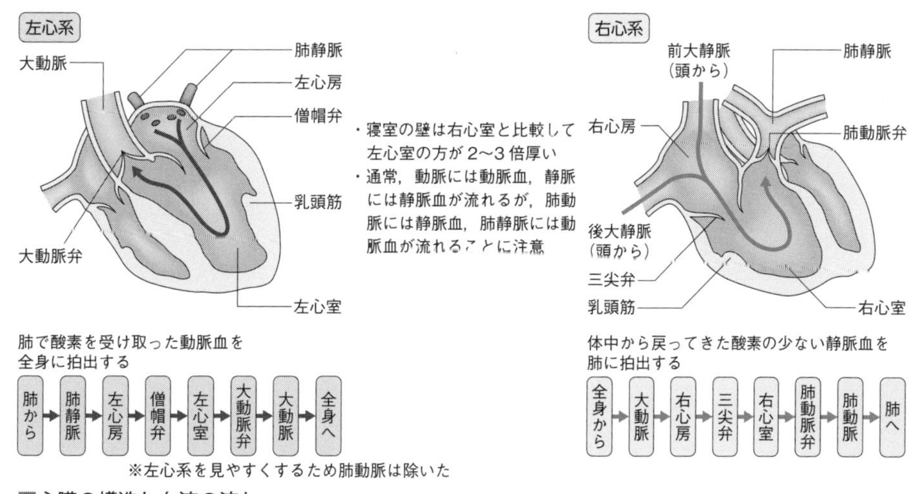

■心臓の構造と血液の流れ

（文献1より引用）

一般
問7

B．動物の形態・機能、生命維持の仕組み
2．循環器とその調節

心臓の拍動で興奮が始まる部位を選択する五肢択一問題

※公開されている国試問題と選択肢を確認して解説をお読み下さい。

※国試の設問の選択肢は青文字に、正答肢は**太字**にしている。

解説

心臓は自動能をもち、規則的な拍動を繰り返す。心臓の自動的な拍動は、右心房の起始部付近に分布する洞房結節のペースメーカー細胞が間欠的に電気的興奮を発生し、刺激伝導系と呼ばれる伝導路を伝わって、効率よく興奮を心臓全体に拡散することで起こる。したがって、『**洞房結節**』が正答肢となる。

興奮は、洞房結節から心房、房室結節、ヒス束、右脚・左脚、プルキンエ線維、心室筋の順路で伝わり、上部の収縮筋である心房筋と下部の収縮筋である心室筋が順番に興奮し、収縮（拍動）を起こす。なお、心尖部は心臓の先端部のことである。

【引用・参考文献】
1）藤村響男編集責任：愛玩動物看護師必携テキスト．p.40，Gakken，2023.

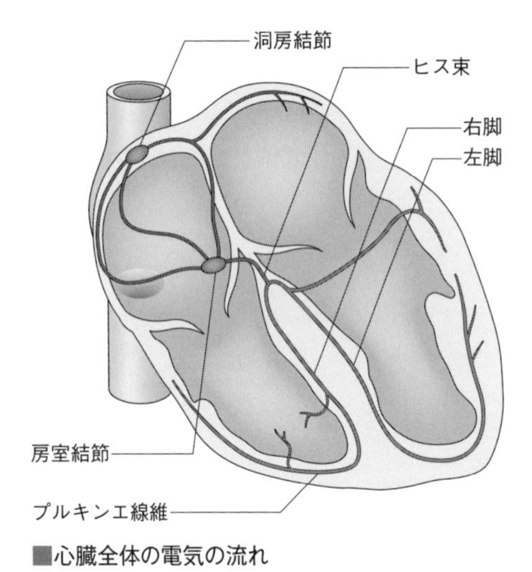

■心臓全体の電気の流れ

（文献1より引用）

B. 動物の形態・機能、生命維持の仕組み
3. 呼吸器とその調節

呼吸中枢の場所を選択する五肢択一問題

※公開されている国試問題と選択肢を確認して解説をお読み下さい。

※国試の設問の選択肢は青文字に、正答肢は**太字**にしている。

解説

呼吸中枢は脳幹内の延髄に存在する。したがって、正答肢は『**延髄**』となる。

呼吸中枢には、呼息中枢と吸息中枢があり、それぞれに存在する神経群が交互に活性化することで呼吸運動のパターンが構成される。呼息および吸息中枢の神経群は相反的かつ自発的に興奮が発生しており、酸素分圧の低下や二酸化炭素分圧の増加、その他さまざまな刺激応答によって、呼吸中枢の活性が修飾され、呼吸パターンが調節される。呼吸中枢の呼息中枢と吸息中枢で発生した神経の興奮は、脊髄を介し、それぞれ呼息筋と吸息筋を支配する運動神経に伝えられ、呼吸運動が調節される。また、延髄の上位にある橋には、呼吸調節中枢が存在している。

その他の選択肢は、小脳、中脳、大脳であり、延髄より上位に位置する。

【引用・参考文献】
1）藤村響男編集責任：愛玩動物看護師必携テキスト．p49，Gakken，2023.

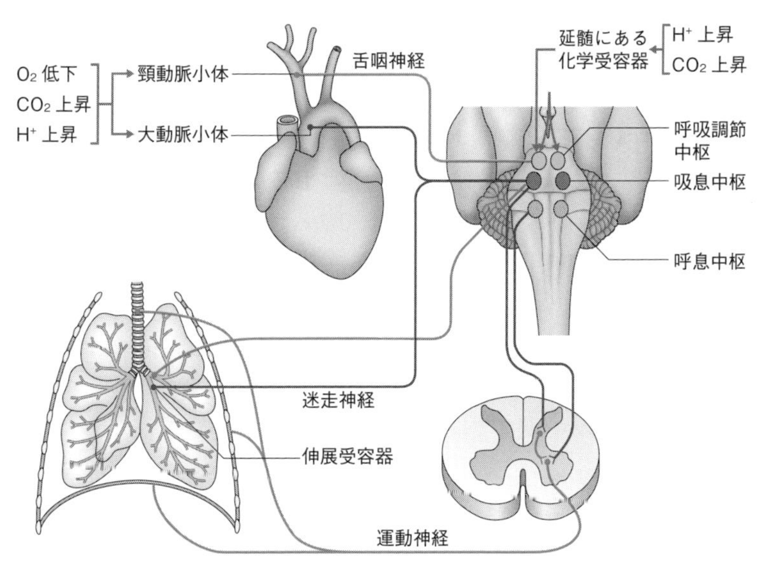

■呼吸中枢による呼吸リズムの調整

（文献1より引用）

一般
問9

B．動物の形態・機能、生命維持の仕組み
　5．呼吸器とその調節

内分泌腺と分泌するホルモンの組合せで正しいものを選択する五肢択一問題

※公開されている国試問題と選択肢を確認して解説をお読み下さい。

※国試の設問の選択肢は青文字に、正答肢は**太字**にしている。

解説

副腎皮質から分泌されるのは糖質コルチコイド（コルチゾール、コルチコステロン）や鉱質コルチコイド（アルドステロン）などのステロイドホルモンである。オキシトシン分泌に関わる主要な内分泌腺は下垂体後葉である。設問では副腎皮質との組合せはオキシトシンであり、誤りである。

上皮小体は、副甲状腺（パラサイロイド）とも呼ばれ、パラソルモンを分泌する。カルシトニンは甲状腺の傍濾胞細胞（C細胞）から分泌される。また、甲状腺はサイロキシン（T4）とトリヨードサイロニン（T3）を分泌する。パラソルモンとカルシトニンはカルシウム代謝を調節する。設問では上皮小体との組合せはカルシトニンであり、誤りである。

膵島は、膵臓に分布する内分泌腺で、膵島α細胞はグルカゴン、膵島β細胞はインスリンを分泌する。したがって、組合せは正しい。グルカゴンは血糖値の増加作用、反対にインスリンは血糖値の低下作用を有する。設問では『**膵島**』との組合せは『**グルカゴン**』であり、正答肢となる。

下垂体前葉は、主に6種類のホルモン（成長ホルモン、副腎皮質刺激ホルモン、甲状腺刺激ホルモン、卵胞刺激ホルモン、黄体形成ホルモン、プロラクチン）を分泌する。アドレナリンは主に副腎の髄質から分泌されるホルモンである。設問では下垂体前葉との組合せはアドレナリンであり、誤りである。

精巣は、いわゆる男性ホルモンであるテストステロンを分泌する。また、インヒビンを分泌し、下垂体の卵胞刺激ホルモン分泌を負のフィードバック制御している。プロゲステロンは卵巣の黄体から盛んに分泌され、特に妊娠期に増加し、妊娠の維持や乳腺の発達に寄与している。テストステロンの産生過程でプロゲステロンも産生されるが、分泌されているかは明確ではない。設問では精巣との組合せはプロゲステロンであり、誤りである。

【引用・参考文献】
1）藤村響男編集責任：愛玩動物看護師必携テキスト．p.61，62，Gakken，2023.

一般
問10

B. 動物の形態・機能、生命維持の仕組み
6. 泌尿器と体液調節

腎臓で産生するエリスロポエチンの主機能を選択する五肢択一問題

※公開されている国試問題と選択肢を確認して解説をお読み下さい。

※国試の設問の選択肢は青文字に、正答肢は**太字**にしている。

解説

エリスロポエチンは、主に腎臓から分泌される造血ホルモンである。血流量の多い腎臓は、動脈血中の酸素分圧の低下を感知すると、エリスロポエチン分泌を亢進し、酸素を組織に供給する赤血球の産生を増加させ、酸素運搬能力を増加させる。したがって、正答肢は『**骨髄における赤血球の産生亢進**』となる。

エリスロポエチン分泌を亢進し、酸素運搬能力を高める機構は、マラソン選手などスポーツ選手が行う高地トレーニングによる効果の1つと考えられている。

腎臓集合管における水の再吸収亢進は下垂体後葉から分泌される抗利尿ホルモン（バソプレシン）の作用である。

肝臓における糖の代謝亢進はグルカゴンや糖質コルチコイド、アドレナリンの作用の一部である。

副腎皮質におけるアルドステロンの分泌亢進はアンジオテンシンⅡの作用である。

その他の選択肢としてリンパ節における免疫関連細胞の活性化があった。

【引用・参考文献】
1）藤村響男編集責任：愛玩動物看護師必携テキスト．p62，Gakken，2023.

一般
問11

B. 動物の形態・機能、生命維持の仕組み
6. 泌尿器と体液調節

犬の腎臓に関する記述で正しい内容を選択する五肢択一問題

※公開されている国試問題と選択肢を確認して解説をお読み下さい。

※国試の設問の選択肢は青文字に、正答肢は**太字**にしている。

解説

腎臓は対をなすそら豆形（馬ではハート型、牛は分葉している）の臓器である。背側の腹膜に吊るされるように存在し、腰部中央のやや頭側に位置している。尿の生成とホルモン分泌に関わっている。糸球体で濾過された尿（原尿）がボーマン嚢に貯まり、尿細管を通過する過程で、水分や塩類、栄養素を再吸収し、残りが膀胱に輸送される。水分や塩類、グルコース、アミノ酸のほとんどは近位尿細管で再吸収され、遠位尿細管から集合管では、ナトリウムイオンの再吸収、カリウムイオンの分泌など塩濃度の調節や水分の再吸収により、最終的な尿濃縮と尿量の調節が起こる。

右腎は遊走腎とよばれる：正常な状態で遊走腎をもつ動物は牛などの反芻動物である。大きな胃の膨張具合によって左の腎臓の位置が変化する。したがって、誤りである。

『ネフロンは1個の腎小体とそれに続く尿細管で構成される』：ネフロン（腎単位）は、腎小体（糸球体とそれを包むボーマン嚢）とそれに続く尿細管（近位尿細管から、ヘンレループ、遠位尿細管、集合管まで）で構成される。したがって、正答肢となる（7頁参照）。

内側縁のくぼみを腎乳頭という：腎臓の外観は、内側がくぼみ、血管、尿管などが出入りしており、腎門と呼ばれる。腎乳頭は腎臓髄質の腎杯に続く先端部のことである。したがって、誤りである。

水の再吸収は主として遠位尿細管で行われる：水分やその他の多くの分子は近位尿細管で大部分が再吸収される。したがって、誤りである。

血中抗利尿ホルモン濃度の上昇により希釈尿が産生される：抗利尿ホルモン（バソプレッシン、antidiuretic hormone：ADHとも呼ぶ）は下垂体後葉から分泌され、集合管の水の再吸収を促進する。そのため、抗利尿ホルモンの増加は最終的な尿量の低下と尿の濃縮を促進する。したがって、誤りである。

【引用・参考文献】
1）藤村響男編集責任：愛玩動物看護師必携テキスト．p.64，Gakken，2023.

一般
問12

B. 動物の形態・機能、生命維持の仕組み
7. 脳と神経

脳神経に関する記述で正しい内容を選択する五肢択一問題

※公開されている国試問題と選択肢を確認して解説をお読み下さい。

※国試の設問の選択肢は青文字に、正答肢は**太字**にしている。

解説

視神経は運動神経である：第Ⅱ神経。視神経は外界から光の情報を脳に伝える神経線維であり、筋収縮を司る運動神経ではない。したがって、誤りである。

舌下神経は感覚神経である：第Ⅻ神経。舌の運動を調節する筋肉を調節する運動神経である。したがって、誤りである。

三叉神経は眼球運動を司る：第Ⅴ神経。眼神経、上顎神経、下顎神経の3つに分かれる脳神経で、眼神経は眼窩や前頭部、鼻腔などの知覚神経である。したがって、誤りである。

内耳神経は第Ⅹ脳神経である：第Ⅷ神経。平衡感覚や聴覚を司る知覚神経である。したがって、誤りである。

『迷走神経は副交感神経を含んでいる』：第Ⅹ神経。副交感神経の代表的な神経で、脳神経中最大の分布領域をもち、頸部と胸部内臓、腹部内臓にまで分布する。したがって、正答肢となる。

【引用・参考文献】
1）藤村響男編集責任：愛玩動物看護師必携テキスト．p72，Gakken，2023.

一般
問13

C. 動物の繁殖に関わる形態・機能、遺伝子の基礎知識
1. 生殖器

下垂体から分泌されて排卵を誘発するホルモンを選択する五肢択一問題

※公開されている国試問題と選択肢を確認して解説をお読み下さい。

※国試の設問の選択肢は青文字に、正答肢は**太字**にしている。

解説

哺乳類の排卵機構は、卵巣の卵胞から分泌されるエストロゲン（17β-エストラジオール）により始まる。排卵可能な成熟した卵胞からは、高濃度のエストロゲンが分泌され、視床下部のゴナドトロピン放出ホルモン（gonadotropin releasing hormone：GnRH）の大量分泌を促す。GnRHの大量分泌（GnRHサージ）は、次に下垂体前葉の黄体形成ホルモン（luteinizing hormone：LH）の大量分泌（LHサージ）を促し、LHが卵胞に作用し、排卵を惹起する。したがって、正答肢は『**黄体形成ホルモン**』となる。

ゴナドトロピン放出ホルモンは排卵を誘発するが、視床下部ホルモンである。したがって、誤りである。

プロラクチンは下垂体前葉ホルモンであるが、排卵誘発作用はない。したがって、誤りである。

プロゲステロンは妊娠期に増加する卵巣の黄体ホルモンである。したがって、誤りである。

エストラジオールは排卵を誘発するが、卵巣ホルモンである。したがって、誤りである。

【引用・参考文献】
1）藤村響男編集責任：愛玩動物看護師必携テキスト．p.97．Gakken，2023.

一般
問14

C. 動物の繁殖に関わる形態・機能、遺伝子の基礎知識
2. 性周期と交配

交尾排卵動物として正しい2つの組合せを選択する五肢択一問題

※公開されている国試問題と選択肢を確認して解説をお読み下さい。

※国試の設問の選択肢は青文字に、正答肢は**太字**にしている。

解説

哺乳類の性周期（発情周期）は大きく3つの種類に分類される。

完全性周期動物：卵胞期（卵巣内卵胞が発達する時期）、排卵期、黄体期（排卵後卵胞が黄体化している時期）の三相が回帰する動物で、牛、豚、犬や人など多くの動物がいる。

不完全性周期動物：黄体期がなく、短い性周期が回帰する動物で、マウス、ラット、ハムスターなどがいる。

交尾排卵動物：交尾刺激によって排卵が惹起される動物で、ウサギや猫などがいる。

したがって、正答肢は『**ウサギ**』と『**猫**』の組合せとなる。

ウサギは常に新たな卵胞が発育し、常時排卵可能な成熟卵胞が存在している。猫は発情時期に卵胞が成熟し、交尾刺激により排卵し、妊娠に至る。いずれも高濃度のエストロゲンにより活性化した視床下部ゴナドトロピン放出ホルモン（gonadotropin releasing hormone：GnRH）産生神経に交尾刺激が作用し、GnRHの大量分泌を促すことで、排卵を惹起していると考えられている。

【引用・参考文献】
1）藤村響男編集責任：愛玩動物看護師必携テキスト．p.102，Gakken，2023.

一般
問15

C. 動物の繁殖に関わる形態・機能、遺伝子の基礎知識
3. 妊娠と分娩

内胚葉由来の臓器を選択する五肢択一問題

※公開されている国試問題と選択肢を確認して解説をお読み下さい。

※国試の設問の選択肢は青文字に、正答肢は**太字**にしている。

解説

臓器の発生系譜はおおまかに外胚葉、中胚葉、内胚葉由来に分けられる。

外胚葉：神経系（脳、脊髄、神経）、皮膚系（表皮、爪、汗腺、乳腺など）、感覚器系（視覚、聴覚、味覚、嗅覚など）、下垂体、副腎髄質

中胚葉：循環器系（心臓、血管、リンパ管、血液細胞、脾臓）、腎・尿管・生殖器系（腎臓、尿管、子宮、卵巣、精巣）、筋肉系（骨格筋、平滑筋）、骨格系（骨、軟骨、結合組織など）、真皮、副腎皮質

内胚葉：消化管系（食道、胃、小腸、大腸）、呼吸器系（肺、気管、気管支、咽頭など）、肝臓、膵臓、甲状腺、膀胱、尿道

以上より、内胚葉由来の臓器は『**肝臓**』で、正答肢となる。

【引用・参考文献】
1）藤村響男編集責任：愛玩動物看護師必携テキスト．p.105，Gakken，2023.

一般
問16

C. 動物の繁殖に関わる形態・機能、遺伝子の基礎知識
4. 新生子管理

犬および猫の新生子の飼育と看護の内容で正しいものを選択する五肢択一問題

※公開されている国試問題と選択肢を確認して解説をお読み下さい。

※国試の設問の選択肢は青文字に、正答肢は**太字**にしている。

解説

犬猫の成長過程には4種類の発達ステージ（新生子期、移行期、社会化期、若年期）があり、出題された新生子期は生後2週間ぐらいまでの期間である。この時期には母親に依存する事柄がほとんどである。

生後、なるべく早く混合ワクチンを接種する：生後数週間は、母親から授乳によって摂取した抗体によって感染症から守られているが、10週齢ごろまでにその効果は失われるため、その時期を目処に予防接種を行う。基本的な接種のタイミングとしては、8週齢、12週齢、16週齢、15か月齢が推奨される。

体重測定は1週間に1回程度でよい：新生子の体重は、生後約10日以内で2倍程度となる。この間には定期的（少なくとも1日に1回）に体重を測る必要がある。これは、新生子の栄養状態を評価するためであり、特に多産の場合にはすべての新生子が均等に栄養を摂れているかは不明であるため、増体重が悪い新生子には人工哺乳を検討する。

排便の世話は不要である：新生子は、生後16日ごろまでは自ら排泄を行うことができず、母親によって誘発される。

母乳の代用に牛乳を使用できる：牛乳に含まれる乳糖の分解には、ラクターゼという酵素が必要となる。ラクターゼの保有量が少ないと、乳糖が十分に分解されず、大腸内の細菌に利用されて有害な酸やガスを発生させ、それが消化不良や下痢を引き起こす。

低体温症に気を付ける：出生直後の子犬の体温は子宮内の環境温度（39℃）に等しい。しかし体の体温調節機能はいまだ未熟であり、外界では体表からの熱放散により体温は急激に低下し、35℃前後まで低下する。この後、生後2週間にかけて体温は持続的に上昇するようになり、38℃前後に到達する。

以上より、「生後、なるべく早く混合ワクチンを接種する」は、なるべく早くがどの程度かは不明であるが、なるべくという記載は誤りの選択肢に使用されやすいキーワードである。体重測定は頻回に行うべきであり、この選択肢も「1週間に1回程度でよい」という誤りを匂わせる記述である。同様に、「排便の世話は不要」と強い否定の表現を使用しており、誤りであることを強調している意図が透けてみえる。動物には牛乳を与えてはいけないことは一般的に知られており、愛玩動物看護師であればその機序までは知っておくべきである。

以上より、『**低体温症に気を付ける**』が正答肢となる。

【引用・参考文献】
1）藤村響男編集責任：愛玩動物看護師必携テキスト．p.111，Gakken，2023.

一般
問17

D. 犬猫の行動様式と問題行動
2. 個体維持行動

維持行動に含まれるものを選択する五肢択一問題

※公開されている国試問題と選択肢を確認して解説をお読み下さい。

※国試の設問の選択肢は青文字に、正答肢は**太字**にしている。

解説

維持行動とは、生きていくために必要不可欠な行動であり、摂食行動、飲水行動、排泄行動、身づくろい行動、休息行動などが含まれる。よって、正答肢は『**身づくろい行動**』となり、その他は維持行動に含まれない。

交尾行動（性行動）および母性行動（育子行動）は、生殖（繁殖）行動に含まれる。

服従行動は敵対的行動の1つであり、ほかに威嚇、逃走、攻撃を含む。

一方、挨拶行動は親和的行動の1つである。例えば犬が別の犬に会った際に、相手の口周りの匂いを嗅ぎ、次いで肛門や会陰部の匂いを嗅ぐことがあるが、これは個体識別や相手の生理的状態に関する情報収集を行っていると考えられる。親和的行動には挨拶行動のほかに、お互いに毛づくろいをしあう相互グルーミングや遊び行動などが含まれる。

【引用・参考文献】
1）森裕司ほか：第8章 生殖行動，第9章 社会行動，第10章 維持行動．動物行動学，p.88-93，p.101-104，p.108-115，EDUWARD Press，2012.
2）藤村響男編集責任：愛玩動物看護師必携テキスト．p.126，Gakken，2023.

一般
問18

D. 犬猫の行動様式と問題行動
5. 問題行動

犬の認知機能不全に関して正しい内容を選択する五肢択一問題

※公開されている国試問題と選択肢を確認して解説をお読み下さい。

※国試の設問の選択肢は青文字に、正答肢は**太字**にしている。

解説

認知機能不全は老齢犬で多く認められ、最近の研究では性差や犬種差はないとされる。したがって、「若齢犬で罹患率が高い」、「雄で罹患率が高い」はともに誤りである。トイレを失敗してしまう、呼んでも反応しない、昼夜が逆転する（夜鳴きをする）、慣れた空間で迷ってしまうなどの症状が認められる。

それらは、見当識障害（Disorientation）、社会的相互交流の変化（Interaction）、睡眠サイクルの変化（Sleep-wake cycle change）、トイレのしつけを含む学習済みの行動の忘失（House-training is forgotten）、活動性の変化（change in Action）に分類され、それぞれの頭文字をとってDISHAの徴候と呼ばれる。したがって、『**見当識障害がある**』が正答肢となる。

体に負担をかけない程度のトレーニングにより脳を活性化させるのが望ましい。足腰が不自由でも外に出し、太陽の光を浴びさせたり、屋外の空気を吸わせたりするのもよい。また、不安を強く感じる犬も多いため、原因が明らかな場合はそれを除去するか、系統的脱感作により慣れさせる。

治療薬として、モノアミンオキシダーゼ阻害薬であるセレギリンなどが使用されるが、日本国内で承認された動物用医薬品はない。したがって、「わが国で承認された動物用の薬がある」は誤りである。

また、補助治療として抗酸化作用を有するサプリメントなどが用いられる。したがって、「抗酸化剤の投与で症状が悪化する」は誤りである。

【引用・参考文献】
1）水越美奈：高齢動物の問題行動を相談されたとき．動物臨床医学 28（3）：82-87，2019.
2）藤村響男編集責任：愛玩動物看護師必携テキスト．p.138，Gakken，2023.

一般
問19

E．栄養素と代謝、栄養とライフステージ・疾患、療法食
1．基礎栄養

ビタミン類の名称と化学名の組合せで誤っているものを選択する五肢択一問題

※公開されている国試問題と選択肢を確認して解説をお読み下さい。

※国試の設問の選択肢は青文字に、正答肢は**太字**にしている。

解説

ビタミンB_{12}の化学名はコバラミンである。ヘムに似た環状構造を有する化合物で、鉄の代わりにコバルトを含む。リボフラビンはビタミンB_2の化学名であり、ヌクレオチド誘導体補酵素であるフラビンアデニンジヌクレオチド、フラビンモノヌクレオチドの構成成分である。したがって、『**ビタミンB_{12} — リボフラビン**』の組合せは誤りであり、正答肢となる。

ビタミンB群にはほかにビタミンB_1（チアミン）、ビタミンB_6（ピリドキシン）がある。ビタミンB群は多くが代謝のプロセスに関連しており、欠乏すると成長阻害や食欲不振、運動失調などの全身症状が生じやすい。同じ水溶性ビタミンであるビタミンC（アスコルビン酸）は、犬や猫は体内で合成できるが、ヒトやモルモットは合成できないため食事などから摂取しなければならず、欠乏すると出血傾向（壊血病）になることがある。

その他の選択肢として「ビタミンA — レチノール」、「ビタミンE — トコフェロール」、「ビタミンB_1 — チアミン（サイアミン）」、「ビタミンC — アスコルビン酸」があり、すべての組合せは正しい。

【引用・参考文献】
1）阿部又信：第1章 栄養学概論，ビタミンの働き．動物看護のための小動物栄養学，p.42-44，ファームプレス，2008.
2）藤村響男編集責任：愛玩動物看護師必携テキスト．p.143，Gakken，2023.

一般
問20

E. 栄養素と代謝、栄養とライフステージ・疾患、療法食
1. 基礎栄養

栄養素に関する記述で正しい内容を選択する五肢択一問題

※公開されている国試問題と選択肢を確認して解説をお読み下さい。

※国試の設問の選択肢は青文字に、正答肢は**太字**にしている。

解説

必須アミノ酸は、体内で生合成できないアミノ酸であり、食べ物やサプリメントを摂取することで外部から供給する必要がある。したがって、「必須アミノ酸とは体内で生合成できるアミノ酸のことである」は誤りである。

ミネラルは、カルシウムやリン、ナトリウム、カリウムなど体内における含有量が比較的多い主要元素と、鉄や亜鉛など少量しか含まれない微量元素に分けられる。ミネラルの役割は、骨や歯の構成成分になること、体液の浸透圧やpHの維持、酵素の賦活化や情報伝達、赤血球（鉄）や毛皮（亜鉛）などに含まれる特殊な有機成分の構成因子になることである。炭水化物やタンパク質、脂質のようにエネルギー源にはならない。したがって、「ミネラルはエネルギー源となる」は誤りである。

ビタミンAが不足すると、目の網膜における光感受性が低下し夜盲症となる。また、ビタミンAは上皮組織の形成にも関与し、不足すると粘膜や皮膚上皮が剥離しやすくなり、皮膚疾患などの原因となる。猫は犬と異なり植物由来のカロテノイドをビタミンAに変換できないため、直接摂取する必要がある。一方、骨軟化症はビタミンDの不足により成熟動物が罹患しやすい（幼若動物の場合はくる病）。したがって、「ビタミンAが不足すると骨軟化症になる」は誤りである。

脚気はビタミンB_1の欠乏により生じやすい。したがって、「亜鉛が不足すると脚気になる」は誤りである。

『**炭水化物は糖質と食物繊維とに分類できる**』は正しいので、正答肢となる。

【引用・参考文献】
1）阿部又信：第1章 栄養学概論．動物看護のための小動物栄養学，p.14-49，ファームプレス，2008.
2）藤村響男編集責任：愛玩動物看護師必携テキスト．p.139，Gakken，2023.

一般
問21

E．栄養素と代謝、栄養とライフステージ・疾患、療法食
4．疾患と栄養

慢性腎臓病の栄養管理で正しい内容を選択する五肢択一問題

※公開されている国試問題と選択肢を確認して解説をお読み下さい。

※国試の設問の選択肢は青文字に、正答肢は**太字**にしている。

解説

慢性腎臓病（chronic kidney disease：CKD）に罹患した動物に与える食餌は、リンおよびナトリウムが制限され、ドコサヘキサエン酸やエイコサペンタエン酸などのω-3脂肪酸が含まれているとよい。したがって、『**リンの摂取量を適切に制限する必要がある**』が正答肢となり、「ナトリウムの摂取制限の効果は認められていない」と「n-3系脂肪酸（ω-3脂肪酸）の摂取は禁忌である」は誤りである。

また、血中尿素窒素濃度や尿中タンパク質排泄量を低下させるために、タンパク質を制限した食餌が推奨されるが、CKDに対するタンパク質制限の必要性は十分に明らかになっていない。したがって、「進行した場合にはタンパク質含有量の多い食事が必要である」は誤りである。

CKDに対する療法食を与えているにもかかわらず低カリウム血症を呈する動物に対しては、カリウムを補充するとよい。

一方、高カリウム血症を呈するCKD罹患犬もおり、その場合は反対にカリウムを制限するように努める。

食物繊維はCKDにおいて蓄積しやすい毒素を低減する働きがあり、与えるのがよい。したがって、「食物繊維は食欲不振につながることが多いので与えない」は誤りである。

【引用・参考文献】
1）藤村響男編集責任：愛玩動物看護師必携テキスト．p.156，Gakken，2023.

一般
問22

F．動物の種類・歴史、飼養管理法
2．産業動物

日本で現在、和牛の飼育頭数が最も多い地域を選択する五肢択一問題

※公開されている国試問題と選択肢を確認して解説をお読み下さい。

※国試の設問の選択肢は青文字に、正答肢は**太字**にしている。

解説

肉用牛には肉用種およびホルスタイン種雄畜などの乳用種が含まれ、2022年11月に農林水産省が公表した畜産統計（令和4年2月1日現在）[1]では、飼養頭数は約261万頭で、このうち肉用種は約181万頭、乳用種は約25万頭、交雑種（主にホルスタイン種×黒毛和種）は約55万頭となっている。和牛は肉用種に分類され、内訳は黒毛和種175万8千頭、褐毛和種2万3千頭、その他が約3万頭となっている。その他に無角和種と日本短角種が含まれているが、それぞれ約200頭および7～8千頭程度であり、日本国内で飼養されている肉用種の大部分（97％）は和牛である黒毛和種が占める。

肉用種の飼育頭数は、概算で北海道19.4万頭、東北26.4万頭、北陸1.2万頭、関東14.9万頭、東海7.7万頭、近畿7.4万頭、中国7.7万頭、四国2.6万頭、九州80.6万頭、沖縄7.6万頭となる。

北海道：黒毛和種の飼養頭数は全国3位であるが、乳用種や交雑種を含めた肉用牛の飼養頭数は55万頭であり、1位となる。選択肢の和牛の飼育頭数が最も多い地域ではない。

東北：岩手県は日本短角種の生産量が全国1位である（令和2年度2,972頭）。選択肢の和牛の飼育頭数が最も多い地域ではない。

関東・北陸・東海：選択肢の和牛の飼育頭数が最も多い地域ではない。

近畿・中国・四国：中国地方は黒毛和種3大系統の産地である。山口県において無角和種が維持されている。選択肢の和牛の飼育頭数が最も多い地域ではない。

『九州・沖縄』：鹿児島32万頭（全国1位）、宮崎22万頭（2位）の黒毛和種が飼養されており、この地域で和牛（黒毛和種）生産のおよそ半分を占める。また、褐毛和種の約70％（1.6万頭）は熊本で飼養されている。よって、選択肢の和牛の飼育頭数が最も多い地域であり、正答肢となる。

【引用・参考文献】
1）農林水産省：畜産統計調査.
https://www.maff.go.jp/j/tokei/kouhyou/tikusan/ より2023年4月13日検索.

一般
問23

F. 動物の種類・歴史、飼養管理法
3. 実験動物

特定の微生物や寄生虫を保有していない実験用動物の名称を選択する五肢択一問題

※公開されている国試問題と選択肢を確認して解説をお読み下さい。

※国試の設問の選択肢は青文字に、正答肢は**太字**にしている。

解説

微生物統御により、実験動物は下記に区分される。

コンベンショナル動物：もっている微生物やもっていない微生物が特定されていない動物。特に微生物制御のされていない環境で飼養維持される。

無菌動物：検出しうるすべての微生物や寄生虫をもたない動物。帝王切開などにより無菌的に作出され、アイソレーターシステムなどを用いて飼養維持される。

SPF動物：特定の微生物や寄生虫のいない動物。バリアシステムなどを用いて飼養維持される。

ノトバイオート動物：もっている微生物のすべてが明らかにされている動物。無菌動物に特定の微生物を定着させるなどにより作成される。アイソレーターシステムなどを用いて飼養維持される。

その他、SPF保証された動物を、施設に搬入後、定期微生物モニタリングなどを行わないなど一部不完全なバリアシステムを用いて維持した動物を、バリア動物と慣例的に呼ぶ場合がある。

以上から、正答肢は『**SPF動物**』となる。

【引用・参考文献】
1）藤村響男編集責任：愛玩動物看護師必携テキスト．p.192，Gakken，2023.

愛玩動物看護師の業務として正しい2つの組合せを選択する五肢択一問題

※公開されている国試問題と選択肢を確認して解説をお読み下さい。

※国試の設問の選択肢は青文字に、正答肢は**太字**にしている。

解説

この設問は愛玩動物看護師の業務（職域）を問う問題である。農林水産省のホームページに愛玩動物看護師の業務範囲の考え方[1]が示されている。

診断書の作成：診断書の作成は獣医師法第19条に定められているとおり獣医師が行うものである。

X線画像の読影：読影とは、レントゲンやCT、MRI、超音波、心電図などの検査によって得られた画像から所見を読み、診断を下す行為である。ヒトではX線画像の読影は放射線科医師が行う。X線画像を取得するための保定は愛玩動物看護師の業務であるが、画像の読影は診断に直結するため獣医師が行う。

動物の保定：検査や処置のため動物を不動化する保定は、愛玩動物看護師の主たる業務である。

適正飼養の助言：獣医師法第20条に「獣医師は、飼育動物の診療をしたときは、その飼育者に対し、飼育に係る衛生管理の方法その他飼育動物に関する保健衛生の向上に必要な事項の指導をしなければならない」とあり、適正な飼養を飼い主に指導するのは獣医師の役割と解釈できるが、農林水産省のホームページにある「動物の愛護及び適正な飼養に関する業務」[1]には、"動物の日常の手入れに関する指導・助言""動物飼養困難者（高齢者等）への飼育支援（家庭訪問、電話等で飼育に関する助言）""動物のライフステージに合わせた栄養管理（ペットショップ等での食事相談）"などの記載があるため、獣医師とともに動物の適正飼養についての助言を行う。

薬の処方：本設問の処方は獣医師が動物に与える薬の調合や服用法を指示することであり、治療に直接関連するため、愛玩動物看護師は行うことはできない。

以上より、正答肢は『**動物の保定**』および『**適正飼養の助言**』の組合せとなる。このような組合せを問う問題では1つでも正答の確信がある選択肢があれば、正答を導き出せる可能性がある。

本設問ではおそらく動物の保定の選択肢はほとんどの受験者が正答と判断できるため、動物の保定を含まない選択肢は消去できる。そこで後はX線画像の読影もしくは適正飼養の助言の選択肢を見比べると、"読影"か"飼い主への助言"のどちらかが正答であり、愛玩動物看護師の業務として可能性が高いのは、"飼い主への助言"のほうであると正答肢を導き出すことができるだろう。

【引用・参考文献】
1）農林水産省：愛玩動物看護師の業務範囲の考え方（イメージ）.
https://www.env.go.jp/nature/dobutsu/aigo/kangoshi/files/q4.pdfより2023年4月13日検索.

一般
問25

G．動物看護に関連する法規

2．愛玩動物看護師法

愛玩動物看護師が診療の補助を独占できる動物を選択する五肢択一問題

※公開されている国試問題と選択肢を確認して解説をお読み下さい。

※国試の設問の選択肢は青文字に、正答肢は**太字**にしている。

解説

愛玩動物看護師法第2条において、愛玩動物看護師が診療の補助を独占できる愛玩動物の定義を「犬、猫、その他政令で定める動物」としている。

その他政令で定める動物については、愛玩動物看護師法施行令において、愛玩鳥（オウム科全種、カエデチョウ科全種、アトリ科全種）と定められている。これは、飼育動物に対する診療業務の制限を定める獣医師法第17条と獣医師法施行令第2条に基づく「飼育動物」の定義と整合性を図るためである。『**オカメインコ**』はオウム目オウム科に属しているので正答肢となる。カエデチョウ科にはブンチョウが含まれ、アトリ科にはカナリアが含まれる。

その他の選択肢として、ハムスター、フェレット、ウサギ、マウスがあった。これらは愛玩動物看護師法に定める愛玩動物の定義にあてはまらないので、誤りである。

一般
問26

H．動物の愛護と適正飼養に関連する法規

2．愛護・適正飼養関連行政法規

「動物の愛護及び管理に関する法律」で規定される項目で正しい2つの組合せを選択する五肢択一問題

※公開されている国試問題と選択肢を確認して解説をお読み下さい。

※国試の設問の選択肢は青文字に、正答肢は**太字**にしている。

解説

設問項目と法令の対応は下記になる。

特定外来生物の飼育の禁止は「特定外来生物による生態系等に係る被害の防止に関する法律」に規定される。

鳥獣の捕獲等及び鳥類の卵の採取等の禁止は「鳥獣の保護及び管理並びに狩猟の適正化に関する法律」に規定される。

動物の所有者等の責務は「動物の愛護及び管理に関する法律」に規定される。

動物取扱業者の遵守義務は「動物の愛護及び管理に関する法律」に規定される。

愛玩動物用飼料の製造基準は「愛玩動物用飼料の成分規格等に関する省令」に規定される。

以上から、正答肢は『**動物の所有者等の責務**』、『**動物取扱業者の遵守義務**』の組合せとなる。

【引用・参考文献】
1）藤村響男編集責任：愛玩動物看護師必携テキスト．p.222，Gakken，2023.

一般
問27

H. 動物の愛護と適正飼養に関連する法規
2. 愛護・適正飼養関連行政法規

「愛がん動物用飼料の安全性の確保に関する法律」の対象動物を選択する五肢択一問題

※公開されている国試問題と選択肢を確認して解説をお読み下さい。

※国試の設問の選択肢は青文字に、正答肢は**太字**にしている。

解説

「愛がん動物用飼料の安全性の確保に関する法律」は、通称、ペットフード安全法ともいわれている。2007年、アメリカにおいて、有害物質であるメラミンが混入したペットフードが日本国内でも輸入販売されたことを受けて検討が始まり、2008年6月に法律が制定された。

法律の対象は犬と猫で、“愛がん動物用飼料の安全性の確保を図り、もって愛がん動物の健康を保護し、動物の愛護に寄与するため、愛がん動物用飼料の基準または規格を設定するとともに、当該基準または規格に合わない愛がん動物用飼料の製造等を禁止する等の措置を講ずる”ことを目的としている。

また、基準または規格の設定および製造等の禁止、有害な物質を含む愛がん動物用飼料の製造等の禁止、愛がん動物用飼料の廃棄等の命令、製造業者等の届出、帳簿の備付け、報告徴収、立入検査等を規定している。

その他の選択肢に、ハリネズミ、ウサギ、ハムスター、フェレットがあったが、すべて対象動物とはされていない。

したがって、正答肢は『**猫**』となる。

【引用・参考文献】
1) 藤村響男編集責任：愛玩動物看護師必携テキスト．p.224，227，Gakken，2023.

O. 外科診療の補助と安全な手術の実施に必要な知識
1. 外傷、創傷管理

機械的創傷で非開放性のものを選択する五肢択一問題

※公開されている国試問題と選択肢を確認して解説をお読み下さい。

※本問は不適問題であるため、選択肢すべてを青文字としている。

解説

創傷の種類を示し非開放性のものを選ばせる設問である。非開放性とは皮膚の破綻を伴うかどうかである。選択肢にあるそれぞれの創傷の用語を理解しておく必要がある。

切創は読んで字のごとく切り傷のことであり、鋭利な刃物などにより皮膚が損傷を受け裂開した状態である。

挫創は挫滅創とも呼ばれ、強い力で皮膚が圧迫されることで皮膚が損傷した状態である。

裂創は裂けた傷であり、皮膚に強い引っ張る力がかかり、皮膚が裂開した状態である。

挫傷は脳挫傷などのように、強い頭部打撲によってその衝撃が脳に伝わり脳そのものが損傷するように、基本的には皮膚が開放することなく、衝撃が伝わることにより遠隔の組織や器官が損傷するものである。

咬創は文字どおり咬み傷であり、動物の歯牙が皮膚を貫通して生じる。

以上より、挫傷が非開放性の創傷であることから正答肢と考えられる一方、肺挫傷は重大な鈍的外傷で生じるが、穿通性胸部外傷（胸部に何かが刺さること）によって間接的に肺挫傷を生じる場合もあるため、厳密にいえば挫傷も開放性であるといえるため不適問題である。

公式の正答は『挫傷』、本書の見解：不適問題

【引用・参考文献】
1）藤村響男編集責任：愛玩動物看護師必携テキスト．p.425，Gakken，2023.

一般
問29

N. 内科の診療の補助に必要な知識

化学療法で腫瘍が肉眼的および各種検査で検出されなくなった状態を示す用語を選択する五肢択一問題

※公開されている国試問題と選択肢を確認して解説をお読み下さい。

※国試の設問の選択肢は青文字に、正答肢は**太字**にしている。

解説

腫瘍に罹患した動物は、外科手術による摘出、化学療法、放射線治療の3大治療を選択することになるが、外科手術で完全に取り切れた場合を除いて、腫瘍を細胞レベルで完全に体内から消失させることはできない。

特に血液のがんであるリンパ腫などでは外科療法は選択されず、選択される化学療法はいわゆる「抗がん薬」による治療ということになるが、化学療法では完治は望めず、腫瘍を縮小させることが目的となる。

化学療法による治療を行い、腫瘍が肉眼的、各種検査で検出されなくなった状態を完全寛解という。

また、完全寛解とまではいかないが、化学療法に一定の効果が認められ、腫瘍が縮小したものの検出はされている状態を部分寛解という。腫瘍の大きさに変化なく、大きくも小さくもなっていない状態を維持といい、化学療法を行っているにもかかわらず腫瘍の拡大や転移がみられる状態を進行という。

完治というのは、治療が不要になるほど治療が成功した状態で、腫瘍に罹患した場合、基本的に完治は難しい。

したがって、化学療法によって腫瘍が肉眼的にも各種検査でも検出できなくなった状態は『**完全寛解**』で、正答肢となる。

一般
問30

K．薬物の体内動態・作用機序、治療、副作用
　2．愛玩動物看護師による薬物の取扱い

猫（3.5kg）に薬物Aを80mg/kgで投与時の、薬物A溶液（濃度0.2g/mL）の投与量を選択する五肢択一問題

※公開されている国試問題と選択肢を確認して解説をお読み下さい。

※国試の設問の選択肢は青文字に、正答肢は**太字**にしている。

解説

薬物投与量は、あらかじめすべての数値の単位をそろえておくと計算しやすい。

この問題では、薬物A溶液の濃度を0.2g/mL→200mg/mLにするとわかりやすい。

体重3.5kgの猫に80mg/kgの濃度で投与するので、必要な薬物Aの量（mg）は、80（mg/kg）×3.5（kg）=280（mg）である。薬物A溶液の濃度は200mg/mLで、これは溶液1mLの中に200mgの薬物Aが含まれていることを意味している。

必要な薬物Aの量は280mgなので、投与量をX（mL）として比を用いて計算すると、1（mL）：200（mg）=X（mL）：280mg、すなわちX=280/200であり、X=『**1.4（mL）**』が正答肢となる。

他の選択肢として、1.2mL、1.6mL、1.8mL、2.0mLがあった。

一般
問31

K．薬物の体内動態・作用機序、治療、副作用
3．神経系に作用する薬物　6．消化器に作用する薬物

アトロピンで誘起される生体反応として正しい2つの組合せを選択する五肢択一問題

※公開されている国試問題と選択肢を確認して解説をお読み下さい。

※本問は複数正答であるため、選択肢すべてを青文字としている。

解説

本設問はアトロピンの性質を問うものである。アトロピンは、アセチルコリン、ムスカリン様薬物に対し競合的拮抗作用をあらわす（抗コリン作用）。この作用は、平滑筋、心筋および外分泌腺のムスカリン受容体に対し特に選択性が高く、消化管、胆管、膀胱、尿管などの攣縮を和らげると同時に、唾液、気管支粘膜、胃液、膵液などの分泌を抑制する。

心拍数低下：アセチルコリンは、副交感神経の神経伝達物質として一般的に知られるため、アトロピンがアセチルコリンと競合して拮抗するため副交感神経の伝達が阻害され、交感神経が優位な状態となる。麻酔薬やオピオイドによって副交感神経が優位な状態となると、心拍数が低下して徐脈となる。これに対してアトロピンを投与すると、副交感神経を抑制し、交感神経が優位となることで心拍数が増加する。このように、一般的なアトロピンの作用は心拍数の上昇である。しかし、アトロピンを低用量で投与すると逆説的な徐脈を引き起こすことも忘れてはならない。したがって投与量によってはアトロピンで心拍数低下を引き起こす可能性がある。

気管の粘液分泌亢進：気道壁には副交感神経で支配されるムスカリン受容体が存在し、アトロピンがこのムスカリン受容体へアセチルコリンが結合するのを阻害して気道分泌を抑制する。したがってアトロピンで気管の粘液分泌亢進はしない。

血圧低下：アトロピンは、心拍数を増加させることで分時拍出量（1分間に心臓から送り出される血液の量）を増加させるため、血圧は上昇する。したがってアトロピンで血圧低下はしない。

消化管運動抑制：アトロピンは、胃腸管の緊張を低下させ、運動を抑制する。また、消化性潰瘍時の蠕動異常、幽門痙攣、反射性大腸痙攣のような運動を抑制する。

散瞳：瞳孔は眼球内に入る光の量を調節しているが、そのサイズは自律神経バランスにより調節されている。すなわち交感神経が優位な状況では瞳孔は散大し、副交感神経が優位な状況で瞳孔は収縮する（交感神経が優位なときは生体が興奮状態にあるため良く見えるように瞳孔が散大する、と覚える）。このため、アトロピンは副交感神経を抑制し交感神経を優位にするという基本的な性質から、アトロピンにより瞳孔は散大する。

以上より出題者の意図はアトロピンの投与により「消化管運動抑制」および「散瞳」を選択させたいのであろうが、アトロピンは投与量によって徐脈を引き起こすため、「心拍数低下」も正しい。よって、正答肢となる組合せが2つとなり、不適問題であると考える。

公式の正答は『消化管運動抑制』『散瞳』、本書の見解：複数正答があり不適問題

一般
問32

K．薬物の体内動態・作用機序、治療、副作用
3．神経系に作用する薬物

局所麻酔薬であり、かつ心室性不整脈にも有効とされる薬剤を選択する五肢択一問題

※公開されている国試問題と選択肢を確認して解説をお読み下さい。

※国試の設問の選択肢は青文字に、正答肢は**太字**にしている。

解説

Na^+チャネル遮断薬であるリドカインは、神経細胞膜上のNa^+チャネルとの結合を介して細胞内へのNa^+流入を遮断し、神経の興奮を抑制することで投与部位局所での麻酔作用を示す。

一方、全身投与した場合は、心室の心筋細胞にも作用し、神経細胞の場合と同様に細胞内へのNa^+流入の阻害により脱分極を抑制するため、心室頻拍や心室期外収縮を含む心室性不整脈の治療薬としても用いられる。

アミオダロンおよびキニジンもNa^+チャネル遮断作用を有するが、局所麻酔薬として使用されることはない。また、ベラパミルはCa^{2+}チャネル阻害薬、プロプラノロールはアドレナリンβ受容体阻害薬であり、いずれも局所麻酔作用は有さない。

したがって、局所麻酔薬であり、かつ心室性不整脈にも有効とされる薬剤は『**リドカイン**』で、正答肢となる。

【引用・参考文献】
1）藤村響男編集責任：愛玩動物看護師必携テキスト．p.280，Gakken，2023.

オータコイドを選択する五肢択一問題

※公開されている国試問題と選択肢を確認して解説をお読み下さい。

※国試の設問の選択肢は青文字に、正答肢は**太字**にしている。

解説

オータコイドとは、ホルモン、サイトカイン、細胞増殖因子、神経伝達物質以外で特定の細胞から分泌される生理活性物質の総称である。ヒスタミン、セロトニンのほか、プロスタグランジンなどのエイコサノイド、アンジオテンシン、エンドセリン、一酸化窒素などさまざまな分子が含まれる。したがって、正答肢は『**ヒスタミン**』となる。

オータコイドは一般に分泌された部位の周辺に拡散し、局所で作用する物質が多いとされるが、セロトニンは神経伝達物質でもあり、また、アンジオテンシンは血中を循環し、酵素の作用により活性型に変換されることで作用するため、分類や作用様式の定義はあいまいである。

その他の選択肢は以下であった。

チロキシン（またはサイロキシン、T4）は甲状腺から分泌されるホルモンで、全身さまざまな組織、細胞に作用する。

ノルアドレナリンは脳神経や交感神経節後線維から分泌される神経伝達物質で、アドレナリンとともに副腎髄質から分泌されるホルモンでもある。

アセチルコリンは副交感神経や運動神経終末などさまざまな神経から分泌される神経伝達物質である。

エリスロポエチンは主に腎臓から分泌される造血ホルモンである。

【引用・参考文献】
1）藤村響男編集責任：愛玩動物看護師必携テキスト．p.293，Gakken，2023.
2）日本比較薬理学・毒性学会編：獣医薬理学〈第二版〉，近代出版，2021.

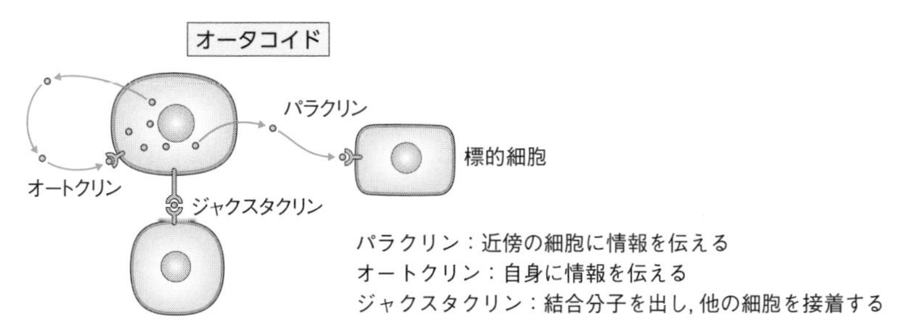

■細胞間の情報伝達機構

（文献2を参考に作成）

一般
問34

L．微生物や寄生虫の分類・生物学的特性・伝播様式、感染症の発病メカニズム・検査法・診断法・予防法・治療法、衛生管理、感染防御に関わる免疫学の基礎

2．微生物検査

グラム染色が陽性になる微生物を選択する五肢択一問題

※公開されている国試問題と選択肢を確認して解説をお読み下さい。

※国試の設問の選択肢は青文字に、正答肢は**太字**にしている。

解説

グラム染色は、細菌の染色法の1つで、細胞壁の成分と構造の違いから、グラム陽性菌とグラム陰性菌の2つに大別できる。ペプチドグリカン層が厚く、脂質が乏しいグラム陽性菌は青紫色に、ペプチドグリカン層が薄いグラム陰性菌は赤色に染色される。

クラミジアは、細胞壁の構造の違いなどにより、グラム染色では染まらない。

緑膿菌（*Pseudomonas aeruginosa*）はグラム陰性桿菌である。

細胞壁をもたないマイコプラズマは、グラム染色をすると陰性となるが、外膜をもたないため、分類学的にはグラム陽性菌に近縁である。また、マイコプラズマは微小なため、染色してもその構造を光学顕微鏡で観察することはできない。

大腸菌（*Escherichia coli*）はグラム陰性桿菌である。

ブドウ球菌（*Staphylococcus* spp.）はグラム陽性球菌である。

以上より、グラム染色陽性の微生物は**『ブドウ球菌』**で、正答肢となる。

【引用・参考文献】
1）日本獣医学会微生物学分科会編：獣医微生物学 第4版．p.131，205-206，212，文永堂出版，2018．
2）林俊誠：グラム染色診療ドリル —解いてわかる！菌推定のためのポイントと抗菌薬選択の根拠．p.225，羊土社，2021．
3）藤村響男編集責任：愛玩動物看護師必携テキスト．p.315，Gakken，2023．

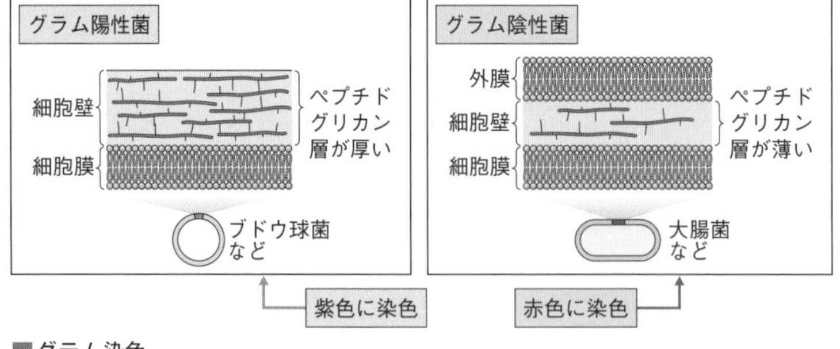

■グラム染色

（文献3より引用）

一般
問35

L．微生物や寄生虫の分類・生物学的特性・伝播様式、感染症の発病メカニズム・検査法・診断法・予防法・治療法、衛生管理、感染防御に関わる免疫学の基礎

3．寄生虫の分類・特徴

中間宿主が必要な寄生虫を選択する五肢択一問題

※公開されている国試問題と選択肢を確認して解説をお読み下さい。

※国試の設問の選択肢は青文字に、正答肢は**太字**にしている。

解説

犬に寄生する線虫の生活環を問うものである。

犬回虫：小腸に寄生。産卵数は極めて多く、排出時の卵内容は単細胞である。虫卵は類球形で卵殻が厚く、表面がタンパク膜で覆われる。感染経路は多く、成熟卵の経口感染、胎盤感染（主）、経乳感染、待機宿主（小哺乳類、鳥類）の捕食がある。ヒトに感染して幼虫移行症を引き起こす（人獣共通感染症）。

犬鉤虫：小腸に寄生。虫卵は無色で卵殻が薄く、排出時の卵内容は多分割している。感染経路は多く、感染幼虫の経口感染、経皮感染、胎盤感染、経乳感染、待機宿主（げっ歯類）の捕食がある。感染幼虫は皮膚感染により皮膚炎を認め、ヒトで皮膚幼虫移行症を呈することもある（人獣共通感染症）。

犬鞭虫：虫体前部を盲腸、結腸の粘膜部に穿入させ寄生。虫卵の卵殻は厚く黄褐色で、レモンやラグビーボールのような形状をしており、両端に突出した栓様構造がある。排出時の卵内容は未分割の卵細胞を含む。感染は、幼虫包蔵卵の経口摂取。

糞線虫：生活環は特異で寄生世代と自由生活世代をもつ。寄生世代では、単為生殖を行う雌のみが小腸に寄生。虫卵で産出されるが、糞便検査では第1期幼虫として検出される。感染経路は、感染幼虫の経皮感染と同一宿主動物に感染する自家感染がある。宿主域は広く、感染幼虫はヒトにも感染する（人獣共通感染症）。

東洋眼虫：結膜嚢、特に瞬膜下に寄生。子宮内虫卵は幼虫形成卵で、産出後すぐに孵化し、卵殻を尾部に付着（尾嚢）させた状態の第1期幼虫が涙に浮遊する。中間宿主であるショウジョウバエ科のメマトイが涙とともに第1期幼虫を摂取して、その体内で第3期幼虫まで発育しながら口器に集まる。メマトイの涙の採食に伴い感染し、結膜嚢に移動し成虫へ発育する。ヒトにも寄生する（人獣共通感染症）。

以上より、中間宿主が必要な寄生虫は『**東洋眼虫**』で、正答肢となる。

【引用・参考文献】
1）藤村響男編集責任：愛玩動物看護師必携テキスト．p.325-327．Gakken，2023.

一般
問36

L. 微生物や寄生虫の分類・生物学的特性・伝播様式、感染症の発病メカニズム・検査法・診断法・予防法・治療法、衛生管理、感染防御に関わる免疫学の基礎

4. 動物感染症

細菌感染症を選択する五肢択一問題

※公開されている国試問題と選択肢を確認して解説をお読み下さい。

※国試の設問の選択肢は青文字に、正答肢は**太字**にしている。

解説

ニューカッスル病は、パラミクソウイルス科に属するウイルスにより起こる疾病である。家畜伝染病予防法の監視伝染病（家畜伝染病、通称法定伝染病；対象動物は、鶏、あひる、うずら、七面鳥）に指定される。

結核は、マイコバクテリウム属の細菌により起こる疾病である。感染症の予防及び感染症の患者に対する医療に関する法律（感染症法）では二類に分類される。人型結核菌（*Mycobacterium tuberculosis*）、牛型結核菌（*M. bovis*）、鳥型結核菌（*M. avium*）などが含まれる。特に牛型結核菌による牛結核病は、家畜伝染病予防法の監視伝染病（家畜伝染病、通称法定伝染病；対象動物は、牛、山羊、水牛、鹿）にも指定される。

犬伝染性肝炎は、アデノウイルス科に属するウイルスにより起こる疾病である。

トキソプラズマ症は、原虫である*Toxoplasma gondii*により起こる疾病である。家畜伝染病予防法の監視伝染病（届出伝染病；対象動物は、豚、いのしし、めん羊、山羊）に指定されている。

豚熱は、フラビウイルス科に属するウイルスにより起こる疾病である。家畜伝染病予防法の監視伝染病（家畜伝染病、通称法定伝染病；対象動物は、豚、いのしし）に指定される。日本は2007年に豚熱清浄国になったが、2018年に26年ぶりに養豚場で豚熱が発生し、中部地方を中心に流行した。その後も散発的な発生があり、現在は野生イノシシや飼養豚に対する予防的ワクチン接種が実施されている。

以上より、細菌感染症は『**結核**』で、正答肢となる。

【引用・参考文献】
1）明石博臣：動物の感染症 第4版．p.106，192，224，近代出版，2019.
2）小野文子監修：愛玩動物看護師カリキュラム準拠教科書3巻 動物感染症学．p.234-237，EDUWARD Press，2022.
3）日本獣医学会微生物学分科会編：獣医微生物学 第4版．p.192-194，文永堂出版，2018..

一般
問37

L．微生物や寄生虫の分類・生物学的特性・伝播様式、感染症の発病メカニズム・検査法・診断法・予防法・治療法、衛生管理、感染防御に関わる免疫学の基礎

4．動物感染症

消毒薬に関する記述で正しい2つの組合せを選択する五肢択一問題

※公開されている国試問題と選択肢を確認して解説をお読み下さい。

※国試の設問の選択肢は青文字に、正答肢は**太字**にしている。

解説

クレゾール石けん液には漂白作用はない。漂白作用があるのは次亜塩素酸ナトリウムなどの塩素化合物である。したがって、「クレゾール石けん液は漂白作用が強い」は誤りである。

消毒用アルコールのエタノール濃度は約70～80％である。抗菌スペクトルが広く、芽胞を除くほとんどすべての微生物に有効である。したがって、「消毒用アルコールのエタノール濃度は約95％である」は誤りである。

クロルヘキシジンは皮膚に対する刺激が少なく、手洗い、創傷部位、手術野の消毒に利用される。一般的な細菌に効果があるが、結核菌、芽胞、ほとんどのウイルスには無効である。したがって、「クロルヘキシジンは皮膚に対する刺激性が強い」は誤りである。

グルタラールは、グラム陽性菌、陰性菌、真菌、結核菌、芽胞、ウイルスに有効である。内視鏡などの医療器具の消毒に用いられる。したがって、『**グルタラールは細菌芽胞にも効果が期待できる**』は正しい。

逆性石けん類は、陽性に荷電した界面活性剤である。陰性に荷電している通常の石けんと混ぜると界面活性を失い、通常の石けんの洗浄効果も逆性石けんの殺菌作用もともに減弱する。したがって、『**逆性石けん類は通常の石けんと混ざると効果が低下する**』は正しい。

以上より、上記2つの組合せが正答肢となる。

【引用・参考文献】
1）日本獣医学会微生物学分科会編：獣医微生物学 第4版．p.80-84，文永堂出版，2018.
2）藤村響男編集責任：愛玩動物看護師必携テキスト．p.333，Gakken，2023.

一般
問38

L．微生物や寄生虫の分類・生物学的特性・伝播様式、感染症の発病メカニズム・検査法・診断法・予防法・治療法、衛生管理、感染防御に関わる免疫学の基礎

5．免疫学の基礎・応用

抗体に関する記述で正しい2つの組合せを選択する五肢択一問題

※公開されている国試問題と選択肢を確認して解説をお読み下さい。

※国試の設問の選択肢は青文字に、正答肢は**太字**にしている。

解説

血清中のタンパクは、アルブミン、α1/α2/β/γ(ガンマ)グロブリンに分類され、抗体はγグロブリン（免疫グロブリン）である。

抗体は、H鎖の違いによりIgG、IgM、IgA、IgD、IgEの5つのクラスに分けられ、各クラスで、化学構造、血清中濃度、半減期、生物活性などに違いがある。

IgGは血液中に最も多く含まれている免疫グロブリンであり、オプソニン作用が強い。IgMは5量体を形成し、抗原刺激に際し最も早期に誘導され、補体結合能が高い。IgAは血清、鼻汁、唾液、気管支や消化管の粘膜面に多く存在し、分泌される。IgEは寄生虫感染やアレルギーに関与する。IgDの機能は不明な点が多い。

初感染時に、最初は抗原特異的なIgMが産生され、比較的早い段階で消失する（半減期5日）。遅れてIgG抗体が増加し、長期間維持される（半減期21日）。

抗体は、γグロブリンである。したがって、「α-グロブリンである」は誤りである。

抗体が中心となる免疫反応を液性免疫という。したがって、『**液性免疫を担う**』は正しい。

感染初期には抗原特異的なIgM抗体が産生される。したがって選択肢の『**IgMは感染急性期に出現する**』は正しい。

以上より、上記2つの組合せが正答肢となる。

粘膜局所免疫に重要なのはIgAである。したがって、「IgGは粘膜局所免疫に重要である」は誤りである。

アレルギー反応に関与するのはIgEである。したがって、「IgAはアレルギー反応に関与する」は誤りである。

【引用・参考文献】
1）藤村響男編集責任：愛玩動物看護師必携テキスト．p.341-342，Gakken，2023.

一般
問39

L．微生物や寄生虫の分類・生物学的特性・伝播様式、感染症の発病メカニズム・検査法・診断法・予防法・治療法、衛生管理、感染防御に関わる免疫学の基礎

5．免疫学の基礎・応用

免疫介在性疾患を選択する五肢択一問題

※公開されている国試問題と選択肢を確認して解説をお読み下さい。

※国試の設問の選択肢は青文字に、正答肢は**太字**にしている。

解説

免疫介在性疾患の代表的なものとして、全身性エリテマトーデス、関節リウマチ、重症筋無力症、多発性筋炎、糸球体腎炎、バセドウ病、アジソン病、Ⅰ型糖尿病、自己免疫性溶血性貧血、天疱瘡などがある。

天疱瘡とは、自身の細胞を接着させる分子に対して抗体をつくる結果、その抗体により自分自身が攻撃され、皮膚のびらんや潰瘍、痂皮、膿疱などができる疾患であり、自己免疫性疾患の1つである。

肝リピドーシスとは、肝臓の過剰な脂肪の蓄積により肝機能障害を起こす疾患で、肥満猫でリスクが高い。

白血病は、骨髄系細胞やリンパ系細胞が骨髄で腫瘍性に増殖した状態となる疾患である。

椎間板ヘルニアは、椎間板が突出して脊髄を圧迫し、神経障害を起こす疾患であり、ダックスフンドをはじめさまざまな犬種でみられる。

白内障は、加齢、外傷、ぶどう膜炎、糖尿病などに起因し、水晶体が混濁し、視力が障害された状態のことをいう。

以上より、免疫介在性疾患は『**天疱瘡**』で、正答肢となる。

【引用・参考文献】
1）藤村響男編集責任：愛玩動物看護師必携テキスト．p.346，Gakken，2023.

一般 問40

L．微生物や寄生虫の分類・生物学的特性・伝播様式、感染症の発病メカニズム・検査法・診断法・予防法・治療法、衛生管理、感染防御に関わる免疫学の基礎

5．免疫学の基礎・応用

不活化ワクチンに関する記述で正しいものを選択する五肢択一問題

※公開されている国試問題と選択肢を確認して解説をお読み下さい。

※国試の設問の選択肢は青文字に、正答肢は**太字**にしている。

解説

ワクチンには、弱毒生ワクチン、不活化ワクチン、トキソイド、成分ワクチン、DNAワクチン、mRNAワクチンなどがある。特に、弱毒生ワクチンと不活化ワクチンは多くの感染症に適用されており、その特徴が比較されやすい。

「効果が早い」や「免疫が得られやすい」は、比較対象が明らかにされておらず、問題の表現が不明瞭である。「副反応がおこることがある」は明らかに正しいので、「副反応がおこることがある」を選ばせる問いであると考えられるが、問題文としては不適切であると思われる。

ワクチンが接種されてから抗体をつくるなどの免疫反応を示すためには、一定の時間（数週間）が必要である。例えば数分から数時間で効果を示す薬剤と比較するのであれば、ワクチンの効果の発現は遅い。したがって、「効果が早い」は誤りである。

病原体の感染性を消失させたワクチンであるため、発病の危険はない。したがって、「発病の危険がある」は誤りである。

生ワクチンは毒力を弱め増殖性を残し弱毒化したものである。そのため、動物体内に接種後、ある程度の増殖性を示すことから、免疫応答の誘導が強い。一方、不活化ワクチンは増殖性はないことから、生ワクチンに比べ免疫応答の誘導性は低い。したがって、「免疫が得られやすい」は誤りである。

増殖性がないことから複数回の投与が必要である。したがって、「単回投与で効果がある」は誤りである。

免疫反応を増強させるためのアジュバントによる副反応がおこることがある。したがって、『**副反応がおこることがある**』が正答肢となる。

【引用・参考文献】
1）日本獣医学会微生物学分科会編：獣医微生物学 第4版．p.88-89．文永堂出版．2018.

一般
問41

M．環境衛生、食品衛生、疫学、人獣共通感染症
2．疫学と疾病予防

人獣共通感染症でない疾患を選択する五肢択一問題

※公開されている国試問題と選択肢を確認して解説をお読み下さい。

※国試の設問の選択肢は青文字に、正答肢は**太字**にしている。

解説

人獣共通感染症とは、人と動物の間で感染が成立する感染症である。代表的なものとして、パスツレラ症、猫ひっかき病、カプノサイトファーガ感染症、Q熱、オウム病、狂犬病、重症熱性血小板減少症候群（severe fever with thrombocytopenia syndrome：SFTS）、トキソプラズマ症、エキノコックス症、トキソカラ症、皮膚糸状菌症、クリプトコッカス症などがある。

トキソプラズマ症：原因寄生虫のトキソプラズマは猫の消化管に寄生し、ヒトを含む哺乳類が妊娠時初感染すると胎児へ移行し、流死産を含む重篤な症状を示す。したがって人獣共通感染症である。

オウム病：インコやオウム類に*Chlamydophila psittaci*が感染することにより発症し、ヒトが感染するとインフルエンザ様症状を示す。したがって人獣共通感染症である。

アニサキス症：原因寄生虫のアニサキスは鯨類や鰭脚類の胃に寄生し、ヒトにはアニサキス症を引き起こす。したがって人獣共通感染症である。

エキノコックス症：原因となる多包条虫は、犬、キツネ、オオカミの小腸に寄生し、中間宿主は、野ネズミ、ヒト、豚など多種にわたる。したがって人獣共通感染症である。

『マレック病』：ヘルペスウイルス科に属するマレック病ウイルスにより起こるが、鶏とうずらが自然宿主であり、その他の鳥類からも分離されることはあるが、ヒトには感染しない。したがって人獣共通感染症ではないので、正答肢となる。

【引用・参考文献】
1）小野文子監修：愛玩動物看護師カリキュラム準拠教科書3巻 動物感染症学．p.326，347，384，EDUWARD Press，2022.
2）緑書房編集部編：愛玩動物看護師の教科書．第3巻，p.318，緑書房，2022.
3）明石博臣：動物の感染症 第4版．p.195，217，近代出版，2019.
4）藤村響男編集責任：愛玩動物看護師必携テキスト．p.357-358，Gakken，2023.

一般
問42

M. 環境衛生、食品衛生、疫学、人獣共通感染症
2. 疫学と疾病予防

狂犬病に関する記述で正しい内容を選択する五肢択一問題

※公開されている国試問題と選択肢を確認して解説をお読み下さい。

※国試の設問の選択肢は青文字に、正答肢は**太字**にしている。

解説

狂犬病は、狂犬病ウイルスによる致死性の高い感染症である。日本では、狂犬病予防法に基づき、飼い犬の市町村への登録や年1回のワクチン接種が義務付けられている。また、狂犬病予防法では狂犬病に感染した動物を国内に入れないようにするため、空港・港湾における検疫が定められている。

病原体は、ラブドウイルス科リッサウイルス属の狂犬病ウイルスである。したがって、「病原体は細菌である」は誤りである。

犬のほか、食肉目および翼手目の野生動物が病原巣となり、ヒトを含むすべての哺乳類に感染する。したがって、「犬とヒト以外の動物は発症しない」は誤りである。

一部の清浄国（日本、英国、オーストラリア、ニュージーランドなど）を除き、全世界に分布する。したがって、「特定の地域でのみ発生する」は誤りである。

有効な治療法は存在しない一方、ワクチン接種により予防できる。したがって、『**有効なワクチンがある**』が正答肢となる。

咬傷により感染が伝播する経皮感染である。したがって、「病原体は経口的に感染する」は誤りである。

【引用・参考文献】
1）日本獣医学会微生物学分科会編：獣医微生物学 第4版．p.412，文永堂出版，2018.
2）藤村響男編集責任：愛玩動物看護師必携テキスト．p.359，Gakken，2023.

一般
問43

M．環境衛生、食品衛生、疫学、人獣共通感染症
3．環境衛生

動物病院から排出される廃棄物の中で特別管理一般廃棄物として取り扱わなければならないものを選択する五肢択一問題

※公開されている国試問題と選択肢を確認して解説をお読み下さい。

※国試の設問の選択肢は青文字に、正答肢は**太字**にしている。

解説

特別管理一般廃棄物は、廃棄物処理法で「爆発性・毒性・感染性その他の人の健康又は生活環境に係る被害を生ずるおそれがある性状を有するもの」と定義されるもので、通常の産業廃棄物より厳しい規制と処理基準が設けられている。そのため、保管や処分には十分気をつける必要がある。

具体的にはPCB（polychlorinated biphenyl：ポリ塩化ビフェニル）使用部品を含む電化製品、廃水銀、ばいじん（物が燃えた際に発生・飛散する微細な物質）、ダイオキシン類を含む燃え殻や汚泥、感染性一般廃棄物となる。

感染性一般廃棄物は、感染性病原体が含まれているまたは付着しているおそれのあるものとされている。

よって、**『感染動物の死体』**が正答肢となる。なお、「未使用の注射針」は該当しないが、使用して血液が付着していれば該当することとなる。

その他の選択肢として「X線写真の定着液」、「動物の糞尿」、「動物の食べ残し」があるが、すべて誤りである。

【引用・参考文献】
1）藤村響男編集責任：愛玩動物看護師必携テキスト．p.363，Gakken，2023.

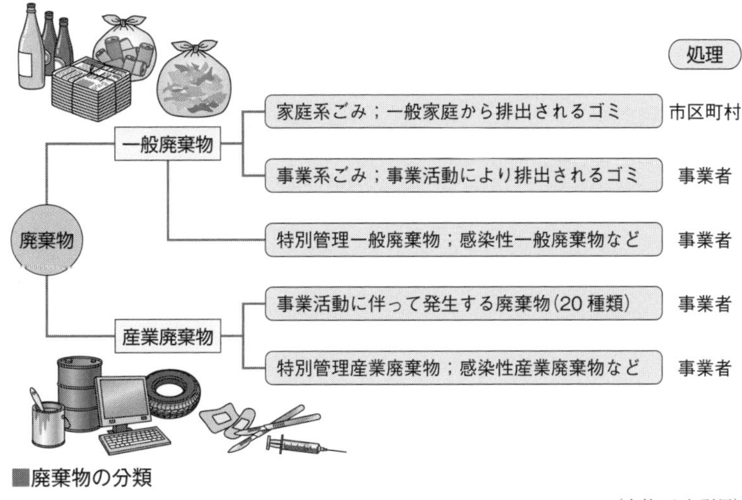

■廃棄物の分類

（文献1より引用）

一般
問44

M．環境衛生、食品衛生、疫学、人獣共通感染症
4．食品衛生

人のノロウイルス感染症に関する記述で正しい内容を選択する五肢択一問題

※公開されている国試問題と選択肢を確認して解説をお読み下さい。

※国試の設問の選択肢は青文字に、正答肢は**太字**にしている。

解説

ノロウイルス感染症は、カリシウイルス科ノロウイルス属のウイルス感染による感染症で、ヒトに急性胃腸炎を引き起こす食中毒の原因の1つである。主に冬期に流行し、嘔吐や下痢を引き起こす。年間の食中毒患者の約半数はノロウイルスによるもので、感染力が強く、大規模な集団発生を起こしやすい。

悪心、嘔吐、下痢、腹痛などの消化器症状が特徴的である。まれに、頭痛や全身倦怠感が認められる。したがって、「消化器症状は示さない」は誤りである。

ヒトのみに感染する。したがって、「人獣共通感染症である」は誤りである。

ノロウイルスによる食中毒は例年冬期の発生が多い。したがって、『**冬期の発生が多い**』が正答肢となる。

塩素系消毒薬が有効である。したがって、「塩素系消毒薬は無効である」は誤りである。

集団感染の発生が多い。ほかに集団感染が多いものとして、サルモネラ、ウェルシュ菌、腸炎ビブリオ、カンピロバクター、大腸菌、ブドウ球菌などがある。したがって、「日本で集団感染事例はない」は誤りである。

【引用・参考文献】
1）緑書房編集部編：愛玩動物看護師の教科書．第3巻，p.353-357，緑書房，2022.
2）藤村響男編集責任：愛玩動物看護師必携テキスト．p.365，Gakken，2023.

一般
問45

M. 環境衛生、食品衛生、疫学、人獣共通感染症
4. 食品衛生

細菌性食中毒に関する記述で正しい内容を選択する五肢択一問題

※公開されている国試問題と選択肢を確認して解説をお読み下さい。

※国試の設問の選択肢は青文字に、正答肢は**太字**にしている。

解説

細菌性食中毒の事件数と患者数は夏期に増加する。その発症機序により、毒素型食中毒と、感染型食中毒に分類される。

毒素型食中毒は、毒素により症状が発現するために生菌摂食の有無は発症とは関連せず、食品中に原因菌が検出できないこともある。毒素型食中毒の原因菌としては、黄色ブドウ球菌、ボツリヌス菌、セレウス菌（嘔吐型）がある。

感染型食中毒は、さらに2つに分類され、感染した菌そのものにより炎症が起こるものと、菌が増殖した際に産生される毒素によるもの（生体内毒素型）がある。生体内毒素型食中毒の原因菌としては、ウェルシュ菌、腸管出血性大腸菌、セレウス菌（下痢型）、ボツリヌス菌（乳児ボツリヌス症）、コレラ菌などがある。

ブドウ球菌食中毒は、毒素型である。したがって、「ブドウ球菌食中毒は生体内毒素型食中毒に分類される」は誤りである。

腸炎ビブリオは、海水中、特に汽水域に生息する。したがって、「腸炎ビブリオ食中毒の原因菌は主として土壌中に生息している」は誤りである。

ボツリヌス菌食中毒では、消化器症状に次いで、眼症状、麻痺症状などがあり、重症例では呼吸困難に陥って死亡する。したがって、『**ボツリヌス菌食中毒の重症例では呼吸困難に陥ることがある**』が正答肢となる。

サルモネラ食中毒の主な原因は、感染動物から二次汚染した調理不十分な食品である。集団発生事例としては、鶏卵や乳製品が多い。したがって、「サルモネラ食中毒の原因食は圧倒的に野菜が多い」は誤りである。

セレウス菌食中毒は、米飯やパスタなどの炭水化物を主体とした食品により発生することが多い。したがって、「セレウス菌食中毒の原因食は魚介類が最も多い」は誤りである。

【引用・参考文献】
1）緑書房編集部編：愛玩動物看護師の教科書. 第3巻, p.355-356, 緑書房, 2022.
2）日本獣医学会微生物学分科会編：獣医微生物学 第4版. p.119, 179, 文永堂出版, 2018.
3）獣医公衆衛生学教育研修協議会編：獣医公衆衛生学Ⅰ. p.137-138, 165-168, 文永堂出版, 2014.

一般
問46

N．内科診療の補助に必要な知識
4．投薬に関わる技術

犬および猫の皮下注射に関する記述で誤っている内容を選択する五肢択一問題

※公開されている国試問題と選択肢を確認して解説をお読み下さい。

※本問は不適問題であるため、選択肢すべてを青文字としている。

解説

皮下注射は刺激性の少ない等張液の注射に適しており（等張液の注射に適する）、ワクチンや各注射薬の投薬方法である（ワクチン接種に用いられる）。ルーズで伸びやすい肩甲部周囲の皮膚をつまみ上げ皮下に空間をつくり（通常は背側部に行う）、尾側から頭側へと体に対して水平に針を刺入する。針が反対側の皮膚を貫通していないことを確認するために、刺入後に一度内筒を引く（皮膚刺入後、薬液注入前に一度内筒を引く）。このとき陰圧であれば針先は皮下にあるため、内筒を押し薬液を注入する。

よって、「皮膚に対して垂直に注射針を刺入する」が誤りで正答肢となると思われるが、実際には持ち上げた皮膚に対して垂直に近い角度で刺入するため、文字どおりに捉えれば誤りとはいえない。

公式の正答は『皮膚に対し垂直に注射針を刺入する』、本書の見解：不適問題

【引用・参考文献】
1）藤村響男編集責任：愛玩動物看護師必携テキスト．p.382，Gakken，2023.

一般
問47

N. 内科診療の補助に必要な知識
4. 投薬に関わる技術

薬剤投与法の略語とその説明の組合せで誤っているものを選択する五肢択一問題

※公開されている国試問題と選択肢を確認して解説をお読み下さい。

※国試の設問の選択肢は青文字に、正答肢は**太字**にしている。

解説

薬剤投与方法の略語と正式名称は下表のとおりである。

略語	正式英名	正式和名
IV	Intravenous injection	静脈内投与
IM	Intramuscular injection	筋肉内投与
SC	Subcutaneous injection	皮下投与
IP	Intraperitoneal injection	腹腔内投与
PO	Per os（ラテン語）	経口投与

IVは「静脈内投与」の略語である。なお、動脈内投与の略語はIA（Intra-arterial injection）である。

『IV — 動脈内投与』の略語と説明の組合せは誤りであり、正答肢となる。

【引用・参考文献】
1）藤村響男編集責任：愛玩動物看護師必携テキスト．p.382，Gakken，2023.

N. 内科診療の補助に必要な知識
7. 心電図検査・血圧測定に関わる技術

通常用いられる心電図測定の誘導法を選択する五肢択一問題

※公開されている国試問題と選択肢を確認して解説をお読み下さい。

※本問は不適問題であるため、選択肢すべてを青文字としている。

解説

循環器領域における心電図検査では通常、双極肢誘導（Ⅰ誘導、Ⅱ誘導、Ⅲ誘導）および増強単極肢誘導（aV_R、aV_L、aV_F誘導）の6誘導を用いて評価する。

一方、超音波検査時や麻酔時のモニタリングなどで代表的な心電図波形を表示する場合には、通常波形が最も明瞭に観察できるⅡ誘導が用いられることが多いため、正答肢はⅡ誘導となると考えられる。

しかし前者の場合、特定の誘導のみを評価するわけではなく、すべての誘導の心電図波形を評価することになる。

また後者の場合でも、平均電気軸が正常から大きく逸脱しているとⅡ誘導では波形が観察しにくいことがあり、別の誘導を選択することもある。

やや問題文が抽象的であり、確実に正答を導き出せる情報を追加すべきである。

一方、Ⅳ誘導はなく、Ⅴ誘導は胸部（単極）誘導と呼ばれるもので、心臓の電位の方向を横断面で捉える誘導法であり（既出の6誘導は水平断面）、心臓内の電気的変化をより詳細に評価するために必要であるが、あまり一般的ではない。Ⅴ誘導のⅤは、VoltageのVである。

公式の正答は『Ⅱ誘導』、本書の見解：不適問題

【引用・参考文献】

1）藤村響男編集責任：愛玩動物看護師必携テキスト．p.392，Gakken，2023.

犬の血圧測定に関する記述で適切なものを問う五肢択一問題

※公開されている国試問題と選択肢を確認して解説をお読み下さい。

※国試の設問の選択肢は青文字に、正答肢は**太字**にしている。

解説

犬の血圧の測定方法は、カテーテルなどを動脈内に挿入し直接的に測定する観血的測定法と皮膚の上から間接的に動脈圧を測定する非観血的測定法に大別される。

前者は麻酔下で、必要な場合（血行動態が大きく変動することが予想される手術など）に実施されるため、日常診療や一般的な外科手術ではオシロメトリック法や超音波ドプラ法などの非観血的測定法が選択される。したがって、「通常は観血的測定法が用いられる」は誤りである。

血圧測定時のカフ装着部位

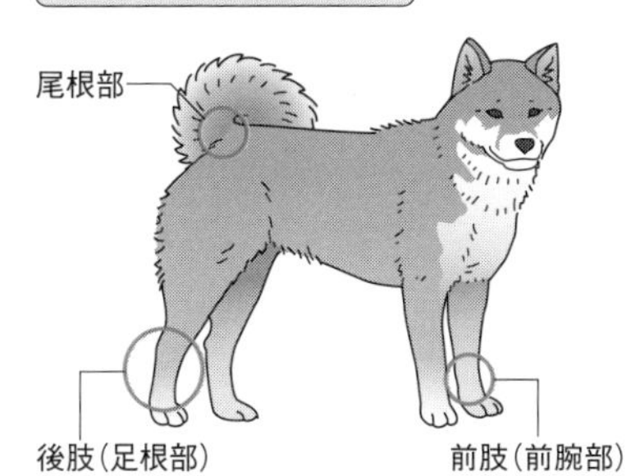

カフ装着部位が心臓の高さと同じになるように体位を変換する

（文献1より引用）

非観血的測定法を行う際の測定部位は、前腕部、足根部、尾根部であり、その位置が心臓（大動脈基部）と同じ高さになるように体位や姿勢を調節する。したがって、「測定部位は左の上腕部である」は誤りであり、『**カフの位置は心臓と同じ高さにする**』が正答肢となる。

なお、動物が興奮した状態では正しい測定値が得られない可能性があるため、静かな場所で時間をおき、環境に慣れた状態で測定するとよい。したがって、「静かな環境に移動後、ただちに測定する」は誤りである。

また、数値が安定するまで何回も測定し、5回程度の平均値を結果として記録することが望ましい。したがって、「1回のみの測定が推奨される」は誤りである。

「通常は観血的測定法が用いられる」の「通常」というのがどのようなシチュエーションを示すのかわからないため、問題または選択肢内にもう少し背景が伝わる文言を追記すべきである。

【引用・参考文献】
1）藤村響男編集責任：愛玩動物看護師必携テキスト．p.394，Gakken，2023.

一般
問50

N. 内科診療の補助に必要な知識
8. X線検査・CT・MRIに関わる技術

MRI検査に関する記述で正しい2つの組合せを選択する五肢択一問題

※公開されている国試問題と選択肢を確認して解説をお読み下さい。

※国試の設問の選択肢は青文字に、正答肢は**太字**にしている。

解説

MRIの特性と仕組みが問われる設問である。MRIはMagnetic Resonance Imagingの略であり、日本語では磁気共鳴画像法と表記される。CT検査と組合せて行われることもあり、それぞれの特性を利用して診断を行う。MRIの仕組みは複雑であるが、強い磁場の中で外から電磁波を体に照射する。これにより、体内の水素原子が共鳴して振動する。この振動した水素原子からは電磁波が発生するが、この電磁波を受信して電気信号に変換して画像にする。

このように、水分の多い少ないで画像の白黒の濃淡がつけられ、画像上に表現される。代表的な撮影方法にはT1強調、T2強調があり、T1強調画像では脳室内や嚢胞内など水が多い領域は黒く（低信号）描出され、脂肪は白く（高信号）描出される。このT1強調画像では、身体の解剖学的な構造が評価しやすい。一方で、T2強調画像は水の多い領域や脂肪組織が白く（高信号）描出される。これにより腫瘍などの病変の局在を確認することがたやすくなる。

電磁波X線を利用している：電磁波X線とは電波や光と同じ電磁波の一種であるX線のことを示していると考えられる。MRIはX線を使用せず電磁波により画像を得るため、これはCTの説明である。したがって、誤りである。

骨の描出に優れる：骨の描出に優れるのは、骨折の診断にレントゲンが重要であるように、X線を利用した検査が有効である。よって、骨の描出にはMRIよりもX線を利用するCTが優れている。したがって、誤りである。

CT検査より検査時間が短い：生体は 約70％が水分で構成されており、MRIは前述のとおり、水分の分布をコントラストとして表現するため、70％の水分から読み取る情報は膨大であり、時間を要する。さらに前述のとおり、診断にはT1およびT2さらにはフレアなど、いくつかの撮影パターンが必要で、さらに時間を要することとなる。したがって、誤りである。

磁気共鳴を利用している：前述のとおり、MRIはMagnetic Resonance Imagingの略であり、日本語では磁気共鳴画像法と表記される。したがって、正しい。

金属類の持ち込みは不可である：強力な磁場の中で撮影を行うため、金属を身につけていると、その周辺領域の画像が欠損して病変の見落としが起こる可能性がある。さらに、金属がMRI装置に引き付けられ（または跳ね返り）、傷害を受ける可能性がある。また金属が発熱し、火傷の原因にもなる。したがって、正しい。

よって、正答肢は『**磁気共鳴を利用している**』と『**金属類の持ち込みは不可である**』の組合せとなる。

個人開業病院でもCT撮影装置を保有する施設も現在増えているが、MRI装置を持っている施設は限られる。しかし、過去にMRI検査を受けたことがある場合には、比較的容易に解答することができるだろう。

選択肢の中でも「金属類の持ち込みは不可である」は、日常的に耳にすることであり、最近では銃規制反対派のブラジルの弁護士が、MRI室に持ち込んだ銃がMRIの強力な磁場で発砲され、死亡するという事故が話題となっている。

そこで、まず「金属類の持ち込みは不可である」を含む選択肢をみてみると、「磁気共鳴を利用している」、「金属類の持ち込みは不可である」もしくは「電磁波X線を利用している」、「金属類の持ち込みは不可である」であり、後は「電磁波X線を利用している」と「磁気共鳴を利用している」の2択となる。そこでMRIの仕組みについてであるが、CTがX線を利用することを知っていれば、「電磁波X線を利用している」は誤りであることがわかり正答肢を導けるだろう。

【引用・参考文献】
1）藤村響男編集責任：愛玩動物看護師必携テキスト．p.399，Gakken，2023.

超音波検査に関する記述で正しい2つの組合せを選択する五肢択一問題

※公開されている国試問題と選択肢を確認して解説をお読み下さい。

※国試の設問の選択肢は青文字に、正答肢は**太字**にしている。

解説

超音波検査は、専用のエコー検査台やV字型のマットに動物を保定して実施するのが一般的である。しかし、呼吸状態や血行動態が悪く体位の変換が望ましくないと判断される場合は、立位や座位、伏臥位などで超音波検査を実施することもあり、その際は上述の限りではない。したがって、「通常の診察台で行う」は誤りである。

また、きれいな超音波画像を描出するために検査部位を剃毛することが望ましい。したがって、『**検査部位の被毛はできるだけ刈る**』は正しい。ただし、飼い主が剃毛を拒む場合や剃毛することで皮膚病変を生じる個体などで、被毛が密でなければ剃毛せずに超音波検査を実施することもある。

さらに、エコープローブと皮膚の隙間をなくし、より正確に超音波の送受信を行えるようにするためエコーゼリーを使用するが、冷えたゼリーを使用すると動物が嫌がり体を動かしてしまう可能性があるため、ゲルウォーマーなどであらかじめ温めておくとよい。したがって、『**エコーゼリーは予め温めておく**』は正しい。よって、正答肢は『**検査部位の被毛はできるだけ刈る**』と『**エコーゼリーは予め温めておく**』の組合せになる。

なお、エコープローブは高価で衝撃に弱いため、取り扱いに注意する。したがって、「プローブは衝撃に強い」は誤りである。

また超音波は生体に対して無害であるため、防護具などの装着は必要ない。したがって、「防護具を装着して行う」は誤りである。

一般
問52

N. 内科診療の補助に必要な知識
10. 内視鏡検査に関わる技術

消化管内視鏡検査が禁忌の疾患を選択する五肢択一問題

※公開されている国試問題と選択肢を確認して解説をお読み下さい。

※国試の設問の選択肢は青文字に、正答肢は**太字**にしている。

解説

消化管内視鏡検査は、上部と下部があり、上部は口から、下部は肛門から内視鏡を挿入し、消化管内の観察や生検を行う検査である。適応となる疾患には、消化管の腫瘍や消化管の慢性炎症、消化管内異物などが挙げられる。

動物では全身麻酔をして行う検査であり、消化管内に長く内視鏡を挿入するため、消化管を圧迫し、消化管の一部を生検することから、消化管穿孔のリスクがある症例には禁忌となる。

胃ポリープは消化管の良性腫瘍であるから、生検を行うために上部消化管内視鏡のよい適応となる。

大腸癌は消化管の悪性腫瘍であることから、生検を行うために下部消化管内視鏡の適応となる。

脾腫と胆石症は、内視鏡検査の適応ではないが、禁忌ともならない。

腹膜炎は、消化管に炎症が波及しているリスクや消化管が癒着しているリスクがあり、消化管穿孔を起こす可能性がある。したがって、消化管内視鏡検査の禁忌となるのは『**腹膜炎**』で、正答肢となる。

【引用・参考文献】

1）藤村響男編集責任：愛玩動物看護師必携テキスト．p.406，Gakken，2023.

一般
問53

O．外科診療の補助と安全な手術の実施に必要な知識

1．外傷、創傷管理

一次治癒による創傷治癒が期待できるものを選択する五肢択一問題

※公開されている国試問題と選択肢を確認して解説をお読み下さい。

※国試の設問の選択肢は青文字に、正答肢は**太字**にしている。

解説

この設問では一次治癒についての知識が問われている。一次治癒とは端的に述べると、手術創に代表されるような清潔な創を縫合することで生じる。逆に二次治癒とは、皮膚の欠損や感染などが伴っており、縫合してはいけない傷の治癒である。

切創は、包丁などの鋭い刃物や手術での単純な切り傷であれば洗浄して速やかに縫合することで、一次治癒が期待できる。

熱傷は、ある程度の皮膚の欠損を伴うことが予測され、縫合の対象にはならず、二次治癒によって修復される。

褥瘡は、高齢犬など自ら体位変換ができず、頬骨、肩甲骨、腸骨など骨が出っ張った部位が、皮膚などの軟部組織を床面と挟んで持続的に圧迫することでその部位の血流が悪化し、壊死などを起こす。これによりクレーター状の皮膚、組織の欠損が生じ、被毛などで隠れて視認できない場合には、褥瘡発生から長期間が経過し、感染を伴う場合がある。基本的には患部の壊死組織の除去（デブリードマン）と洗浄を行い、二次治癒を誘導する。

挫傷は、強い外力による皮膚の欠損を伴うため一次治癒の対象とはならず、二次治癒を待つ必要がある。

咬傷は、どのような創面となるかによって対処が異なるが、基本的には口腔内細菌の感染が生じている可能性があるため、一次治癒を期待して縫合してはならず、開放創として洗浄をしながら二次治癒を期待する。

以上より、この問題のポイントは、一次治癒という用語を知っているかどうかにかかっている。用語の意味を知っていれば、あとは受傷後すぐに閉じて良い傷かどうかを判断するだけで、正答肢が『**切創**』となることを容易に導けるだろう。

【引用・参考文献】

1）藤村響男編集責任：愛玩動物看護師必携テキスト．p.426，Gakken，2023.

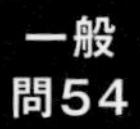

一般
問54

O. 外科診療の補助と安全な手術の実施に必要な知識
2. 術前準備　3. 麻酔　4. 術中補助　5. 術後管理

手術における愛玩動物看護師の役割として正しい2つの組合せを選択する五肢択一問題

※公開されている国試問題と選択肢を確認して解説をお読み下さい。

※国試の設問の選択肢は青文字に、正答肢は**太字**にしている。

解説

麻酔看視：日本獣医麻酔外科学会麻酔・疼痛管理専門委員会によるモニタリング指針[1]では、“麻酔を行う際には麻酔管理責任者ならびに麻酔看視係を配置し、動物の麻酔深度および呼吸循環状態を、看視者の視覚、聴覚、嗅覚、触覚などの感覚と各種モニタリング機器によって絶え間なく看視する。動物の状態が変化した場合には、麻酔看視係は麻酔管理責任者および/もしくは麻酔担当獣医師に報告と警告ができるようにする。麻酔看視係は麻酔記録に麻酔実施日時、患者情報、投与した全ての薬物名と投与量、および投与経路、そして使用した麻酔器（回路）とガスの種類や流量を記録するとともに、モニタリング項目を定期的（少なくとも5分ごと）に動物に麻酔薬の投与を開始した時点（麻酔開始時）から麻酔から回復するまでの間、連続的に記録する”と記されているが、麻酔看視者については獣医師である必要はないと考えられる。ただし、麻酔管理者は獣医師でなければならない。

器械出し：器械出しは、手術の際に使用する器具や材料を術者や助手に配給する役割であり、手術を円滑に進めるために重要な役割を担う。

しかし、こちらもヒトの手術では看護師が行っており、動物病院において獣医師が行うこともあるが、基本的に資格による制限はないため、愛玩動物看護師が担当しても問題はない。

執刀：執刀とは、手術を行うためのチームを束ねる役割であり、実際に動物に対して手術による治療を施す役割である。このため、執刀を担当するのは獣医師でなければならない。

術中のX線撮影：X線撮影は、線量などを誤ると動物の身体への影響が大きいため、愛玩動物看護師が行うことはできず、獣医師のみが実施することができる。よって、術中であろうとなかろうと愛玩動物看護師はX線撮影をしてはならない。

麻酔薬の選択：麻酔薬の選択は、過量投与など動物の生命に直接関わる行為であるため、必ず獣医師が行う必要がある。

以上より、「執刀」、「術中のX線撮影」、「麻酔薬の選択」は感覚的に除外することができるだろう。よって、消去法により『**麻酔看視**』および『**器械出し**』の組合せが正答肢となると判断できる。

【引用・参考文献】
1) 日本獣医麻酔外科学会 麻酔・疼痛管理専門委員会：犬および猫の臨床例に安全な全身麻酔を行うためのモニタリング指針（改訂版）（2021年9月16日）.
https://www.jsvas.net/download/committee/anesthanalg/MonitoringGuideline2021.pdfより2023年4月13日検索.

一般
問55

O. 外科診療の補助と安全な手術の実施に必要な知識
4. 術中補助

皮膚の縫合に最適な縫合糸を選択する五肢択一問題

※公開されている国試問題と選択肢を確認して解説をお読み下さい。

※国試の設問の選択肢は青文字に、正答肢は**太字**にしている。

解説

縫合糸の性質を理解しているかが問われている設問である。まず手術に使用される外科縫合糸は、その性質で2種類に分けられる。

吸収糸（溶ける糸）は、生体内に使用されると組織の水分により加水分解が始まり、その構造が脆くなり、最終的に崩壊する。これにより、抜糸などが必要とならず、腸管などの縫合により体内の深部で抜糸ができない場所に使用する。

非吸収糸（溶けない糸）は、抜糸を前提に使用したり、会陰ヘルニアなどインプラントを永続的に支持する必要がある場合や、癒合に時間を要する腱組織などに使用する。

素材によっても2種類に分類され、天然由来のものと合成のものとがある。

天然素材には、絹糸からつくられるシルク、動物の腸管からつくられるcatgutがあり、合成素材には、ポリジオキサノン、ポリグリコール酸、ナイロンなどがある。天然素材の縫合糸は異種タンパクであるため、生体に強い異物反応を引き起こす。

また強度も高くはなく、天然素材の吸収糸は吸収される時期の予測がつきにくく、使用しにくいため、現在ではほとんど使用されない。

合成素材はタンパクではないため、組織反応性が天然由来のものに比べはるかに低く、強度も高く、合成吸収糸は分解するまでの時間が把握しやすい。

また、糸の構造でもモノフィラメント（単糸）とブレイド（撚り糸）の2種類に分けられる。

モノフィラメントは単純な円柱構造をしており、表面がスムースである。このため、組織を通過する際に組織に与える摩擦が少なくダメージが少ない。しかし、撚り糸に比べ柔軟性に乏しく、結紮などがしにくい。

ブレイドは複数の繊維を編み込んで作られており、モノフィラメントに比べ柔らかく、結紮など取り扱いが容易である。しかし、表面の摩擦がモノフィラメントに比較して大きく、組織に損傷を与える可能性が高い。

さらに、ブレイドでは編み込んだ網目の間に血液などが引き込まれるキャピラリー現象が生じるため、感染などがある場合に細菌を糸の内部に引き込み、縫合糸自体が二次的な感染源となるため、消化管などの易感染部位にはモノフィラメントを使用する。

合成吸収性縫合糸の撚り糸は、糸表面の摩擦による皮膚への刺通時にダメージを与えることから、使用しない。

合成吸収性縫合糸の単糸は、モノフィラメントであるため皮膚へのダメージは少ないが、吸収糸であり皮膚表面で加水分解に伴う炎症反応が生じるため、使用しない。

合成非吸収性縫合糸の撚り糸は、非吸収糸であるが、ブレイドであるため、摩擦による皮膚へのダメージが大きく、使用しない。

合成非吸収性縫合糸の単糸は、非吸収糸であるため組織反応が認められず、またモノフィラメントであるため、皮膚へのダメージは最小限であり、使用可能である。

天然性非吸収性縫合糸の撚り糸は、ブレイドであることから、皮膚に与えるダメージが大きく、天然由来であることから異種タンパクとして炎症反応が惹起される可能性が高い。

以上より、吸収糸は組織で分解される際に少なからず炎症反応を引き起こし、皮膚縫合に使用すると色素沈着をきたすなど、体表の縫合には不適であり、皮膚に適用できる縫合糸は非吸収糸であることから、「合成吸収性縫合糸の撚り糸」および「合成吸収性縫合糸の単糸」は消去できる。

残りは糸の構造で判断し、モノフィラメントである『**合成非吸収性縫合糸の単糸**』が正答肢となる。

【引用・参考文献】
1）藤村響男編集責任：愛玩動物看護師必携テキスト．p.470，Gakken，2023.

一般
問56

O. 外科診療の補助と安全な手術の実施に必要な知識
2. 術前準備

動物の体位変換に関する記述で正しい内容を選択する五肢択一問題

※公開されている国試問題と選択肢を確認して解説をお読み下さい。

※本問は複数正答であるため、選択肢すべてを青文字としている。

解説

基本的な体位には、立位（立っている状態）、座位（座っている状態；犬座姿勢）、左右の横臥位（横向き）と仰臥位および伏臥位がある。本設問は体位変換についてであるが、日常診療において体位を変える体位変換を行う状況は多い。

しかし、体位変換は治療や診療の際に動物の病態によっては致命的になりうるため、体位変換には細心の注意を払わなければならないことがある。

体位変換の目的は、入院中で自ら体位を変えることができない動物の褥瘡予防や、レントゲン検査や生検などで検査を行いやすい体勢をとらせる、麻酔および手術で手技に適した体勢をとらせることにある。

動物が好む体位を取らせる：動物が好む体位とは、動物が楽な姿勢であるといえる。我々人間も痛みがある場合などは少しでも和らぐような体位を自然にとるだろう。動物も同様で、例えば腹部痛がある場合には、両前足は床につけ前方に伸ばし、後ろ足は立った体勢をとることがある。これは「祈りの姿勢」もしくは「救済の姿勢」と呼ばれる。

また、鼻腔などの上気道や咽頭に障害がある動物は、常に首を伸展させて呼吸を楽にしようとする。このように、動物が自然にとる体位は動物の状態を評価することに役立つ場合が多く、観察する必要がある。

症状に応じて一定時間ごとの体位変換を行う：重篤な動物で自ら体位変換ができない場合には介助が必要となる。同じ体勢をとっていると、床面に接している部位、特に骨が出っ張っている頬部、肩甲部、肘部、骨盤周辺などの皮膚や軟部組織が体重の圧迫を受け、血流が減少し、壊死する。これは、床ずれや褥瘡と呼ばれ、高齢者で問題となるが、動物でも重症の動物では気づかないうちに進行し、気づいたときには皮膚や組織が壊死して脱落する。特に動物は被毛があるため皮膚の色調などを観察しにくく、状態を把握することがヒトに比べて困難である。

このため、重篤で特に“寝たきり”となった動物の看護では褥瘡ができるものと考え、最初から定期的な体位変換を行い、同じ部位に体圧がかかり続けることを予防する。

体位変換の頻度と褥瘡の発生は関係しない：上で述べたように、褥瘡は同じ箇所に体圧がかかり続けることによって虚血が生じ、その部位の皮膚などが脱落する状態である。

よって、同じ部位の体圧を分散させるため、体位を変換することが重要となる。基本的に2時間に1回の頻度が適切とされているが、病態や栄養状態により皮膚や組織の血流が低下している場合には褥瘡のリスクが高まるため、より頻回に行う必要がある。

どのような状態でも積極的に体位変換を行う：体位変換にはリスクが伴うことを理

解しておかなければならない。ヒトでは臥位の患者を急に起き上がらせたり、急に立ち上がらせたりすると、目眩や立ちくらみ、酷い場合には失神を起こす起立性低血圧を生じることが知られているように、長時間同じ体勢でいる場合には心臓や血管がその状態に合わせた循環を維持しており、それを急激に変化させると血圧の変動が生じる。

健全な動物であれば大きな問題とはならないが、循環動態が不安定な動物では致命的な不整脈などを惹起する可能性があるため、体位変換は慎重に行う。

横臥位が最も自然な体位である：横臥位は動物が寝るときにとる最も一般的な姿勢である。これは、快適でリラックスした状態と考えられる。

また、伏臥位、すなわち前を向いて寝ていて、顎を前足の上にのせている場合は、深い休息ではなくその準備もしくは前段階にあるとされる。

以上より、本設問の出題者の意図はおそらく、褥瘡予防のために体位変換することについて問うものであると考えられる。その観点から選択肢を評価するのであれば、「症状に応じて一定時間ごとの体位変換を行う」が最も正しくなるだろう。

しかし、「動物が好む体位をとらせる」ことが誤りだとすれば、動物が人間の意図する以外の体位をとらせないように矯正するとも読み取れる。

また、動物が好む体位は「横臥位が最も自然な体位である」の横臥位や伏臥位であるため、通常の動物であればその体位や姿勢を制限することは誤りで、動物が好む体位をとらせることは正答であるといえる。

「体位変換の頻度と褥瘡の発生は関係しない」は褥瘡の予防には可能な限り体位を変換して局所にかかる体圧を分散することが重要であるため、誤りである。

「どのような状態でも積極的に体位変換を行う」の“どのような場合であっても”という記載がある場合には、その選択肢が誤りであることが多く、さらに前述したように、体位変換が動物の状態を悪化させる可能性があるため、誤りと考えられる。

「横臥位が最も自然な体位である」は出題者の“最も自然な”というあいまいな記載が不適切である。横臥位は動物が最もリラックスし、深い睡眠状態にあるときの姿勢であることから、自然な姿勢であるといえる。

本設問の問い方では出題者の意図したであろう正答の「症状に応じて一定時間ごとの体位変換を行う」以外にも「動物が好む体位をとらせる」、「横臥位が最も自然な体位である」も正答肢といえるため、不適切な問題である。

公式の正答は『症状に応じて一定時間ごとの体位変換を行う』、
本書の見解：複数正答があり不適問題

一般
問57

O. 外科診療の補助と安全な手術の実施に必要な知識
6. 救急救命

トリアージに関する記述で正しい内容を選択する五肢択一問題

※公開されている国試問題と選択肢を確認して解説をお読み下さい。

※国試の設問の選択肢は青文字に、正答肢は**太字**にしている。

解説

トリアージ（triage）は、事故や災害などで、多くの傷病者に対し医療スタッフが足りない場合に、助かる患者を優先するために患者に優先順位をつける行為である。トリアージのクラス分けには2つあり、ゼロかそれ以外かが評価される。

ゼロは別名黒タグ者ともいわれ、すでに死亡もしくは救命の可能性がない患者が含まれるため、優先順位は最下位となる。

それ以外は救命治療の対象となり、第1順位である赤タグ者は、重症でありバイタルが不安定である状態、第2順位である黄色タグ者は、バイタルは安定しており待機できる状態、そして第3順位の緑タグ者は、自力で行動でき軽症である状態とされる。

基本的には救急資格をもつ専門医がこれを判断して患者を振り分け、救命率を向上させることを目的とする。

獣医療においてはおそらくこのような状況に陥ることはまずないであろうが、動物の症状に緊急性があるかどうかという判断として、獣医領域にもトリアージの概念がある。文献1によれば電話で緊急性を判断する電話トリアージ、病院受付で動物の様子をみて判断する待合室トリアージ、身体検査などで緊急性を推し量る初期トリアージがあるとされている。

緊急状態の動物に心肺蘇生処置を行う：心肺蘇生は、トリアージの結果必要と判断された場合に行われる治療行為である。

動物の大きさで避難の順番を決定する：災害時の動物の避難については、「災害時におけるペットの救護対策ガイドライン」[2)]によると、大規模災害などでは、ペットは基本的に飼い主と同行避難するとされている。また、平成23（2011）年12月に開催された中央防災会議において「防災基本計画」の修正が行われ、避難場所や仮設住宅における家庭動物の受け入れ配慮事項が追加されるとともに、「防災業務計画及び地域防災計画において重点をおくべき事項」に、被災した飼育動物の保護収容に関する体制整備や避難場所等における飼育動物の収容についての内容が追加された。

このように、災害時の飼育動物の受け入れについての法整備は進んでいるものの、動物の避難の順番について規定はされておらず、飼い主が責任をもち避難所での周囲への影響を最小限とするように、日常的に資機材を準備し備えるように呼びかけられている。

薬剤を投与する順番を考える：薬剤を投与する順番については、日本語の問題とも考えられるが、薬剤自体の投与する順序であればそれは治療方針・手順のことであり、トリアージとはならない。

緊急度と重症度によって治療の優先順位を決定する：緊急度と重症度によって治療

の優先順位を決定するのは、トリアージの意味そのものである。

ショックを改善するために緊急の輸液を行う：ショックを改善するために緊急の輸液を行うのは「緊急状態の動物に心肺蘇生処置を行う」と同じく、トリアージの結果ショック状態にあり、必要と判断された場合である。輸液は循環動態を目的に行われる治療行為である。

以上より、トリアージという意味では『**緊急度と重症度によって治療の優先順位を決定する**』以外に、正答肢として選択できるものは一見なさそうであるが、「薬剤を投与する順番を考える」の薬剤を投与する順番については前述のとおり、どの薬剤を先に投与するかという意味であれば治療方針決定であり、トリアージには当てはまらない。

しかし、解釈を少し変えると、どの動物に優先して薬物を投与するかという内容にも受け取れるため、トリアージとしてまったく不適とはいえない。すなわち、“動物にどの薬剤を投与するか順番を考える”とすればトリアージにはならないだろう。

【引用・参考文献】
1) 日本動物保健看護協会カリキュラム委員会編：認定動物看護師教育コアカリキュラム2019準拠 応用動物看護学③. p.419, インターズー, 2019.
2) 自然環境研究センター編：災害時におけるペットの救護対策ガイドライン. 2013. https://www.env.go.jp/nature/dobutsu/aigo/2_data/pamph/h2506/covor.pdfより2023年4月13日検索.

一般
問58

O. 外科診療の補助と安全な手術の実施に必要な知識
7. 動物理学療法

犬および猫の理学療法の記述で誤っている内容を選択する五肢択一問題

※公開されている国試問題と選択肢を確認して解説をお読み下さい。

※国試の設問の選択肢は青文字に、正答肢は**太字**にしている。

解説

理学療法とは、基本的な動作の維持・回復を目指したリハビリテーションで、椎間板ヘルニアや骨折などの神経および整形外科疾患の術後などに本来の運動機能を取り戻すために行われる。

理学療法には、徒手療法、運動療法、物理療法があり、徒手療法にはマッサージや関節可動域運動、ストレッチ運動がある。運動療法は、歩行訓練などのように動物が人間の手を借りて自ら行う能動的なものであり、受動的な徒手療法とは異なる。

物理療法は、冷却や温熱など、受傷や治療後の組織治癒の過程で消炎などを目的に行われる。施設によっては、レーザーや低周波治療器などを使用する場合もある。

回復期間が短縮できる：理学療法は、組織の炎症の軽減などによる創傷治癒の促進や廃用性の萎縮などを予防し、整形外科・神経疾患の治療後に早期離床を目指すものである。したがって、正しい。

『腫瘍の放射線療法が含まれる』：放射線療法は、切除不能な腫瘍や、外科的切除後に周辺領域に腫瘍の浸潤が疑われる場合に行われる治療であり、リハビリテーションとは異なる。したがって、誤りであり、正答肢となる。

疼痛を抑えることができる：徒手療法によるマッサージにより筋肉の拘縮を解除したり、癒着を剥がす、または物理療法による冷却で炎症の軽減など、理学療法により痛みの原因を緩和することが可能である。したがって、正しい。

筋肉の萎縮を最小限にできる：整形外科手術後や神経疾患などにより筋肉の運動が制限され、廃用萎縮が生じる。これに対し、徒手療法や術後回復をみながら運動療法を行うことで萎縮を防ぐ。したがって、正しい。

関節機能が維持される：関節とは骨と骨のつなぎ目であり、骨端部の表面には軟骨組織があり、関節包に包まれ、中身は粘稠性の高い関節液に満たされている。これにより、骨と骨は摩擦することなく滑らかに可動することができる。関節も老化や外傷、疾病により動かせる範囲（関節可動域）が狭くなる。これに対し、関節可動域訓練として理学療法が行われる。したがって、正しい。

以上より、腫瘍に対する放射線照射は抗がん治療であり、理学療法には含まれないため、比較的容易に正答肢を導き出すことができる。

【引用・参考文献】
1）藤村響男編集責任：愛玩動物看護師必携テキスト．p.487，Gakken，2023.

一般
問59

P. 動物看護過程の基本的な考え方とプロセス
3. 動物看護業務

食欲が低下した高齢犬への対応で正しい内容を選択する五肢択一問題

※公開されている国試問題と選択肢を確認して解説をお読み下さい。

※国試の設問の選択肢は青文字に、正答肢は**太字**にしている。

解説

食欲が低下した高齢犬のケアに関する設問である。食欲が低下した症例に対しては、食欲を増進させるためにさまざまな工夫が必要である。食欲をそそるために、缶詰などにおいが強い食事を混ぜることや、少しあたためることでもにおいを立たせることができる。したがって、「においが少ない食事にする」は誤りであり、「食事をあたためる」は正しい。

高齢になると歯の疾患も増え、噛む力も弱くなり、消化にも良い柔らかい食事のほうが適している。したがって、「硬い食事にする」は誤りである。

また、少ない食事量でもカロリーを摂取できるように、高カロリーな食事が必要である。したがって、「低カロリー食にする」は誤りである。

高齢な動物では飲み込む力が弱くなっていることから、無理に口に入れると誤嚥してしまうリスクがあることを理解しておく必要がある。したがって、「無理にでも食事を与える」は誤りである。

以上のことから、正答肢は『**食事をあたためる**』となる。

【引用・参考文献】

1）藤村響男編集責任：愛玩動物看護師必携テキスト．p.512, Gakken, 2023.

一般
問60

P. 動物看護過程の基本的な考え方とプロセス
3. 動物看護業務

加齢に伴う犬の身体変化で正しい内容を選択する五肢択一問題

※公開されている国試問題と選択肢を確認して解説をお読み下さい。

※国試の設問の選択肢は青文字に、正答肢は**太字**にしている。

解説

加齢に伴い、動物の体にはさまざまな変化が生じる。運動量や代謝量が低下し、寝ていることが増える。したがって、「基礎代謝量が増加する」は誤りで、「運動量が低下する」は正しい。

また、体や臓器の多くが機能低下し、例として嗅覚の低下、心臓の収縮力の低下、免疫力の低下、腎機能の低下などが挙げられる。その他にも、膀胱は尿貯留量が低下し、多くの尿を貯められなくなることで頻尿になる。したがって、「膀胱の尿貯留能が増加する」は誤りである。

心機能の低下によって心拍出量は低下し、免疫力の低下に伴って感染症の発生率が上昇する。したがって、「心拍出量が増加する」、「感染症の発生率が低下する」は誤りである。

健康な個体がかからないような弱い病原体による感染症のことを日和見感染症というが、この日和見感染症の発生も加齢に伴い増加する。

したがって、加齢に伴う犬の身体変化は、『**運動量が低下する**』で、正答肢となる。

【引用・参考文献】
1）藤村響男編集責任：愛玩動物看護師必携テキスト．p.511，Gakken，2023.

一般
問61

P. 動物看護過程の基本的な考え方とプロセス

3. 動物看護業務

おむつ交換の記述で正しい内容を選択する五肢択一問題

※公開されている国試問題と選択肢を確認して解説をお読み下さい。

※国試の設問の選択肢は青文字に、正答肢は**太字**にしている。

解説

一般的なおむつやスキンケアに対する設問である。おむつ装着時は糞尿が被毛や皮膚に付着するため、皮膚を清潔に保つ意味で、濡れたタオルや部分的にシャワーによる水洗や、汚れがひどければシャンプーによって洗浄するなど、皮膚の糞尿の付着をしっかりと落とすことが必要である。また、被毛などが濡れた場合、そのままにしていると体温低下や雑菌増殖の原因となるため、乾いた柔らかいタオルで拭き、ドライヤーを用いて乾燥させる。その後、新しいおむつに交換する。

清拭後は濡れたままにしておく：清拭後濡れたままにしておくことは、上記の理由により不適切であり、誤りである。

清拭後にアルコールで消毒する：アルコールで消毒は、皮膚に刺激になる場合があること、粘膜面はアルコールで拭くことはできないことから適切ではないので、誤りである。

股関節が動かないように装着する：股関節が動かないと歩行が困難となるため、不適切であり、誤りである。

排尿のみの場合は清拭の必要はない：尿であっても皮膚や被毛に付着したままにすると皮膚炎の原因となるため、不適切であり、誤りである。

したがって、正答肢は『**最初に濡れたタオルで清拭する**』となる。

一般 問62

P. 動物看護過程の基本的な考え方とプロセス
3. 動物看護業務

回復期の愛玩動物の看護で適切な内容を選択する五肢択一問題

※公開されている国試問題と選択肢を確認して解説をお読み下さい。

※国試の設問の選択肢は青文字に、正答肢は**太字**にしている。

解説

回復期の動物は栄養要求性が高く、しっかりと栄養補給をすることが必要である。

ターミナルケアの準備：ターミナルケアとは、余命が長くない終末期のケアのことであり、回復期とは真逆となり不適切であり、誤りである。

食事の制限：栄養補給が必要であり、食事の制限は行ってはならない。

安静の維持：回復期においては軽度の運動から始めて、ある程度の運動を行うことがさらなる回復を促すため、安静を維持し続ける必要はないので、誤りである。

ワクチンの接種：回復期ではなく、治癒後に接種すべきであるため適当ではない。

したがって、正答肢は『**栄養の補給**』となる。

一般 問63

P. 動物看護過程の基本的な考え方とプロセス
4. ターミナルケアに関わる技術

動物の臨終間近の状態を選択する五肢択一問題

※公開されている国試問題と選択肢を確認して解説をお読み下さい。

※国試の設問の選択肢は青文字に、正答肢は**太字**にしている。

解説

一般的な動物の臨終に関する設問である。臨終間近では、生体反応が低下し、対光反射は低下する。したがって、「対光反射が亢進する」は誤りである。

また、呼吸や脈拍のリズムは不安定となり、不整脈が生じる。したがって、『**呼吸や心拍のリズムが乱れる**』は正答肢となる。血圧が低下し、それに伴って尿量は低下する。したがって、「尿量が増加する」は誤りである。四肢は血流が低下し冷たくなり、活動性が低下する。したがって、「四肢の末端が温かくなる」と「興奮する」は誤りである。

一般
問64

P. 動物看護過程の基本的な考え方とプロセス
4. ターミナルケアに関わる技術

動物のグリーフケアにかかわる記述で適切な内容を選択する五肢択一問題

※公開されている国試問題と選択肢を確認して解説をお読み下さい。

※国試の設問の選択肢は青文字に、正答肢は**太字**にしている。

解説

グリーフケアとは死別による悲しみに対する飼い主へのケアであり、その始まりは死後初めて現れるわけではなく、死を意識したときから始まっている。グリーフケアでは飼い主の感情を受け止め、寄り添うことが必要である。

「動物が亡くなってからの飼い主へのケアである」は亡くなってから始まるわけではないため、不適切であり、誤りである。

「飼い主の心情にはあまりこだわらない方がよい」は飼い主の心情に寄り添うことが必要であるため、不適切であり、誤りである。

「動物は生前にはグリーフを感じない」はグリーフは生前から生じるため、不適切であり、誤りである。

「獣医療従事者はグリーフには関与しない方がよい」は獣医療従事者が寄り添うことが必要であり、終末期をより良く過ごすために手助けする必要があるため、不適切であり、誤りである。

『**飼い主はグリーフを抱え込んでしまう傾向にある**』は飼い主が抱え込みがちなグリーフに寄り添うことが必要であることから、正答肢となる。

【引用・参考文献】
1）藤村響男編集責任：愛玩動物看護師必携テキスト．p.514，Gakken，2023.

一般
問65

Q. 疾患の徴候・処置・治療に関する知識、罹患動物の評価と看護の方法
3. 代表的な疾患

呼吸器疾患における動物看護で誤っている記述を選択する五肢択一問題

※公開されている国試問題と選択肢を確認して解説をお読み下さい。

※国試の設問の選択肢は青文字に、正答肢は**太字**にしている。

解説

酸素は助燃性（支燃性）を有する気体であるため、酸素吸入を実施する際や酸素室使用時にはその周囲を火気厳禁とする。したがって、「酸素吸入時は火気厳禁である」は正しい。

重度の呼吸器疾患に罹患した動物に対して処置や検査を行う際は、必要に応じて酸素を吸入させ、常に呼吸状態を含むバイタルの変化に気を配るべきである。したがって、「処置や検査の際は呼吸状態に注意を払う」は正しい。

また入院管理下において、酸素濃度や温度だけでなく湿度も適切に管理されるべきである。特に気管切開術を受けた動物は、鼻腔内での空気の湿潤作用が欠如しているため、気道が乾燥しやすい。よって湿度を50～60％程度に維持し、切除部分にも滅菌生理食塩水で濡らしたガーゼなどを設置して、気道内を湿潤させる。また、気道閉塞性の疾患を有する動物は体温が上がりやすいため、周囲の温度を低めに設定する。したがって、『**湿度が低い環境を保つ**』は誤りであり、正答肢となる。

呼吸状態の悪い動物は、まともに睡眠がとれないことが多いため、睡眠の有無および睡眠時間を把握することは、重症度や治療効果を評価する際の一助となる。したがって、「睡眠が十分に取れているか評価する」は正しい。

ネブライザーを用いて薬液吸入療法を行う際は、エアロゾル化した薬液を対象動物の口と鼻に向けて当てるか、エアロゾル化した薬液を満たしたケージ内などに動物を入れ、吸入させる。したがって、「薬液吸入療法を行う際は口と鼻に向けて噴霧する」は正しい。

一般
問66

Q. 疾患の徴候・処置・治療に関する知識、罹患動物の評価と看護の方法
2. 代表的な徴候

犬および猫の削痩の記述で誤っている内容を選択する五肢択一問題

※公開されている国試問題と選択肢を確認して解説をお読み下さい。

※国試の設問の選択肢は青文字に、正答肢は**太字**にしている。

解説

削痩は主に体脂肪量の減少により明瞭となり、さらに進行すると骨格筋量が減少する。上皮小体機能亢進症を含む代謝性疾患や低栄養の状態などで骨密度が減少することがあるが、削痩に伴い必ずしも減少するわけではない。したがって、『**骨密度が必ず減少する**』は誤りであり、正答肢となる。

体格の評価は、ボディ・コンディション・スコアやマッスル・コンディション・スコアを用いて行う。したがって、「ボディ・コンディション・スコア（BCS）で評価する」は正しい。

極度に削痩した動物は、側方または上方から見たときの腰のくびれが顕著で、肋骨や腸骨、椎骨などの突出した部分が明瞭となる。したがって、「肋骨を容易に触知できる」は正しい。特に寝たきりの動物では、クッションの役割を果たす脂肪や筋肉が減少していると、骨の突出部分を中心に褥瘡が形成しやすくなる。したがって、「寝たきりの削痩動物では褥瘡が生じやすい」は正しい。

削痩は主に食餌摂取量の減少、消化吸収障害、吸収した栄養の利用障害、代謝亢進に伴うエネルギー消費の増大により生じ、総じてエネルギー消費量がエネルギー産生量を上回った状態といえる。自ら食事を摂取しない、または食道などの閉塞または狭窄疾患を有する動物には、経管栄養や静脈栄養によるエネルギー源の供給を考慮する。したがって、「食事量がエネルギー要求量より少ない」は正しい。

【引用・参考文献】

1）藤村響男編集責任：愛玩動物看護師必携テキスト．p.528，Gakken，2023.

一般
問67

Q. 疾患の徴候・処置・治療に関する知識、罹患動物の評価と看護の方法
1. 徴候・疾患への対処

動物の体温に関して正しい内容を選択する五肢択一問題

※公開されている国試問題と選択肢を確認して解説をお読み下さい。

※国試の設問の選択肢は青文字に、正答肢は**太字**にしている。

解説

犬は汗腺（エクリン腺）の分布が限局しており、汗をかくことで熱を放出することができない。代わりとしてパンティングにより放熱し、体温を低下させる。

しかし、短頭種のように呼吸器系に問題があり通気障害を有することが多い犬種は、高温多湿の環境下や興奮時に放熱がうまくいかず高体温となり、熱中症に陥ることがある。

よって、『**短頭種は高体温になりやすい**』が正答肢となる。

運動後は体温が上昇する。したがって、「運動直後でも体温は変わらない」は誤りである。

1日のなかで1℃前後の日内変動がある。したがって、「日内変動はない」は誤りである。

熱中症が疑われる際は、冷水浴、濡れたタオルをかける、布を巻いた保冷剤などで腋窩や鼠径部を冷やす、などして体温を低下させる。下げ過ぎに注意する。また、必要に応じて適切な輸液剤を静脈内投与する。したがって、「熱中症が疑われる際には直ちに冷水を飲ませる」は誤りである。

犬および猫の正常体温は38.0～39.2℃ほどであるが、体格や年齢によりベースラインは若干異なる。したがって、「犬および猫の正常体温は40℃から41℃である」は誤りである。

【引用・参考文献】
1）藤村響男編集責任：愛玩動物看護師必携テキスト．p.525，Gakken，2023.

一般
問68

Q. 疾患の徴候・処置・治療に関する知識、罹患動物の評価と看護の方法
1. 徴候・疾患への対処

動物の疼痛行動でない内容を選択する五肢択一問題

※公開されている国試問題と選択肢を確認して解説をお読み下さい。

※国試の設問の選択肢は青文字に、正答肢は**太字**にしている。

解説

動物はさまざまな方法で痛みを表現するため、その苦しんでいる徴候を認識することが看護や治療につながる。

動物は痛みを感じている場合は、それから逃れようと、落ち着ける姿勢を見つけようと何度も起き上がったり横になったりすることがある。したがって、「姿勢をよく変える」は正しい。

日常的に友好的な動物であっても、痛みにより引きこもりまたは攻撃的になるなどの行動の変化がみられる。したがって、「攻撃的になる」は正しい。

発痛部位にもよるが、基本的に痛みがある部位を動かすのを避けるため、じっと動かない状態で、安静時からの立ち上がりが困難となる。したがって、**『活発に動き回る』**は誤りであり、正答肢となる。

痛みを感じている動物は、周囲に対して無関心となり、食餌量や飲水量が減少することがある。したがって、「食欲が低下する」は正しい。

犬が立ち上がったり横になったりする際に、うなり声やうめき声をあげることがある。したがって、「かすれたように鳴く」は正しい。

以上より、自らが痛みを感じていることを想像すれば、なんとか痛みが和らぐ姿勢を探そうと試みるであろうし（姿勢をよく変える）、余裕がなくなり周囲に対して不機嫌になる（攻撃的になる）。さらに、痛みが酷ければ食欲もなくなる（食欲が低下する）であろうし、うめき声をあげる（かすれたように鳴く）ことも想像に難くないだろう。

【引用・参考文献】
1）藤村響男編集責任：愛玩動物看護師必携テキスト．p.527，Gakken，2023.

一般
問69

Q. 疾患の徴候・処置・治療に関する知識、罹患動物の評価と看護の方法
3. 代表的な疾患

多飲多尿を示さない疾患を選択する五肢択一問題

※公開されている国試問題と選択肢を確認して解説をお読み下さい。

※国試の設問の選択肢は青文字に、正答肢は**太字**にしている。

解説

飲水量が増えて尿量が増えるか、尿量が増えた結果飲水量が増えた状態を多飲多尿という。前者は敗血症など全身の感染症や多くの内分泌疾患でみられ、後者は腎泌尿器疾患などで生じる。

子宮蓄膿症は全身性の感染症であり、多飲多尿となる。

糖尿病は脱水が生じることで多飲となり、多尿となる。

副腎皮質機能亢進症はクッシング症候群とも呼ばれ、多飲多尿となる代表的な内分泌疾患である。

慢性腎臓病も腎機能低下に伴い、多尿となった結果脱水し、多飲となる代表的な多飲多尿の原因疾患である。

したがって、多飲多尿を示さない疾患は『**甲状腺機能低下症**』で、正答肢となる。

【引用・参考文献】
1）藤村響男編集責任：愛玩動物看護師必携テキスト. p.519, 560, 567, 568, Gakken, 2023.

一般
問70

Q. 疾患の徴候・処置・治療に関する知識、罹患動物の評価と看護の方法
3. 代表的な疾患

犬が急に発症する緊急手術が必要な疾患を選択する五肢択一問題

※公開されている国試問題と選択肢を確認して解説をお読み下さい。

※本問は複数正答であるため、選択肢すべてを青文字としている。

解説

緊急手術は、急性腹症など急に発症する病気に対してトリアージの結果、救命のためすみやかに行われる。待機的手術とは異なり、事前の患者の評価などが十分でないため、トラブルが生じるリスクは高い。待機的手術は、緊急手術の対義語であり、事前に診断や検査が十分に行われており、計画的に執刀される手術である。

胃拡張胃捻転症候群は、急速に進行する犬の生命を脅かす病気であり、一般的に大量の食事の急速な摂取による食物とガスの存在が引き金となる。胃が大幅に膨張し、腹部から心臓への十分な血液還流の阻害、胃の血流の低下と壊死、横隔膜の圧迫による呼吸低下が認められる。

このため、緊急に胃カテーテルを挿入し、胃内容を除去して減圧を図る処置や、捻転が疑われる場合には開腹して捻転を整復し、再度捻転しないように胃腹壁固定術が必要となる。

膀胱炎とは、膀胱の内膜が炎症を起こしていることを意味し、通常は尿中の感染によって引き起こされる。膀胱に痛みを伴うため、動物は頻繁に排尿姿勢をとり、場合によっては血尿を伴う。

重篤な膿尿やそれに伴う腎盂腎炎が認められない場合は、基本的に抗菌薬の処方が行われ、多くの場合、投薬してから数日以内に治癒する。

犬によくみられる肝炎には、犬アデノウイルスやレプトスピラまたは毒物、遺伝的な要因（銅蓄積症）によって引き起こされる。急性の肝炎が慢性肝炎に移行する場合もある。

一般的には強肝剤の投与や不足ビタミンの補給、下痢を伴う場合は止瀉薬の投与、黄疸がある場合は利胆薬の投与を行う。

また一般状態の維持を目的に、点滴による輸液など支持療法も行う。そのほか生検の結果に応じて、広域スペクトラムの抗菌薬、抗炎症薬、または免疫抑制薬を使用する場合もある。慢性経過症例には、アミノ酸バランスに配慮して食事療法も行う。

腎不全は高齢の動物で一般的である。慢性腎臓病（chronic kidney disease：CKD）は基礎疾患として心臓疾患をもつ動物が罹患しやすく、腎臓が血液から老廃物を効率的に濾過できない状態であり、有毒な老廃物を排泄できなくなる。

CKDの治療は血液検査の結果に基づいて決定するが、場合によっては、診断前に腎臓が修復不可能なレベルにまで障害されており、治療ができないこともあるが、基本的には輸液やリン吸着剤などを用いた対症療法が中心となる。

一方、急性腎障害（acute kidney injury：AKI）は、脱水や出血などによる腎臓への血流の低下、細菌感染による腎盂腎炎、毒物、自己免疫疾患による破壊、腫瘍などが原因であり、尿管や尿道の閉塞による排尿障害に基づく場合には緊急手術が必要となる。

僧帽弁閉鎖不全症は心臓の左心房と左心室の間に位置する僧帽弁が変性し、弁が完全に閉鎖しなくなり、左心室から左心房へ血液が逆流し、全身の血流のうっ滞、特に肺の血管に血液が鬱滞することで肺水腫が認められる。

症状や重症度によって治療法は異なるが、逆流が常態化して血液を送り出すポンプ機能が低下している心臓の負担を減らすため、血管拡張薬や利尿薬を投与する。さらに補助的に心臓の収縮力を高める強心薬や、気管支拡張薬の投与も行う。

以上より本設問では、手術が必要かどうかが問われているため、内科疾患か外科疾患かをまず判断すると、膀胱炎、肝炎、僧帽弁閉鎖不全症は内科疾患であるため手術の適応とはならない。

残る胃拡張胃捻転症候群、腎不全について、胃拡張胃捻転症候群は緊急対応が必要な外科疾患であり正答肢となるが、腎不全は尿道結石もしくは尿管結石を原因とするAKIでは尿排泄路を確保するため、緊急で開腹して腎瘻チューブを設置する手術が必要となることがあり、正答肢となる可能性も十分にあるだろう。

公式の正答は『胃拡張胃捻転症候群』、本書の見解：複数正答があり不適問題

一般
問71

Q．疾患の徴候・処置・治療に関する知識、罹患動物の評価と看護の方法
3．代表的な疾患

犬糸状虫症で最もよくみられる症状を選択する五肢択一問題

※公開されている国試問題と選択肢を確認して解説をお読み下さい。

※本問は複数正答であるため、選択肢すべてを青文字としている。

解説

いずれの選択肢（腹水、嘔吐、血尿、発咳、下痢）も犬糸状虫症の病態で認められる症状であるが、急性か慢性か、また宿主が犬か猫かで異なる。発咳はどのようなケースでも認められるため、よくみられる症状の1つかもしれないが、上述したそれぞれの状況における症状の頻度についての統計学的な解析は知る限りなされていないため、解答を絞りにくい問題である。

なお、猫の糸状虫症では嘔吐が比較的多く認められることが報告されている。

犬の糸状虫症において、近年は成虫寄生が成立している場合でも寄生数があまり多くなく、視覚的に明瞭な血尿を呈することは少なくなっているようである。

また、慢性的に経過し、二次的な肺高血圧症による右心不全を呈した場合、腹水の貯留が認められる。

公式の正答は『発咳』、本書の見解：複数正答があり不適問題

【引用・参考文献】

1）American Heartworm Society：Current Canine Guidelines for the Prevention, Diagnosis, and Management of Heartworm (Dirofilaria immitis) Infection in Dogs. 2020 (revised).
2）L Venco et al：Feline heartworm disease: A'Rubik's-cube-like' diagnostic and therapeutic challenge. J Vet Cardiol 17：S190-201, 2015.
3）藤村響男編集責任：愛玩動物看護師必携テキスト．p.535，Gakken，2023.

レッグペルテス病の所見を選択する五肢択一問題

※公開されている国試問題と選択肢を確認して解説をお読み下さい。

※国試の設問の選択肢は青文字に、正答肢は**太字**にしている。

解説

所見とは、“あるものを一瞥して結果を下す、見た結果”という意味で、英語では“findings”、“opinion”と訳される。病気の所見とは、例えば“肺野に結節が認められる”など、診察において触診や視診、そして診断を補助するために行われる検査で認められる、正常とは異なる様子に使用される。本設問ではレッグペルテス病の所見を問われているので、レッグペルテス病による血液検査や画像検査での異常を選択する。

レッグペルテス病は、大腿骨頭の無血管壊死または無菌性壊死としても知られる。これは、大腿骨頭が自然に退化し始め、時間が経つにつれて、この変性は股関節の崩壊を引き起こし、関節炎となる。後肢の跛行と、進行すると筋肉の廃用萎縮が認められる場合もある。

白血球減少は、循環血液中の白血球の総数が減少した状態であり、あらゆる種類の感染症に罹患するリスクが高まる。好中球数が減少する好中球減少症が、犬における白血球減少症の最も一般的なタイプである。これは通常、感染症、腫瘍または腫瘍に対する抗がん薬治療によって惹起される。

レッグペルテス病は前述のとおり、別名が大腿骨頭壊死であり、原因は不明だが大腿骨頭の溶解が生じる。この変化は、X線検査で、初期に大腿骨頭のわずかな平坦化のみが認められる。さらに進行すると骨吸収が進み、大腿骨頭に「虫食い」のような様子が描出され、最終段階では大腿骨頭が変形して重度の股関節炎が認められる。したがって、**『大腿骨頭壊死』**が正答肢となる。

肥大性骨症（上腕骨肥大）は、胸部または腹腔内の腫瘍性または感染症に続発する、長管骨のびまん性骨膜増殖状態である。

腎不全は、感染による腎炎や、外傷、薬物による中毒など、腎臓自体に発生するものや、心疾患などによる腎血流量の低下、免疫複合体による腎炎、そして尿路結石症により二次的に発生するものもある。

椎間板脊椎炎（椎骨炎）は、椎間板中心部の感染と関節面、場合によっては椎体内部にも炎症が及ぶ。犬での発生が多く、その発生機序は不明だが、膀胱炎、歯肉炎から血行性に細菌感染することが示唆されており、その病原菌としてはブドウ球菌が多い。

以上より、レッグペルテス病の別名「大腿骨頭壊死」を知っていれば、容易に正答を導き出せる問題であろう。白血球減少および腎不全は股関節にまったく関連のない所見である。選択肢の上腕骨肥大は出題者が何を意図しているかは不明だが、上腕骨は長管骨であることから、四肢の長管骨に好発する肥大性骨症のことであると推測される。椎骨炎は正式な表現ではないと思われ、おそらく出題者の意図は椎間板脊椎炎であると推察される。

一般
問73

Q. 疾患の徴候・処置・治療に関する知識、罹患動物の評価と看護の方法
3. 代表的な疾患

ネギ中毒の犬の赤血球内に形成されるものを選択する五肢択一問題

※公開されている国試問題と選択肢を確認して解説をお読み下さい。

※国試の設問の選択肢は青文字に、正答肢は**太字**にしている。

解説

ネギ中毒に陥った際、犬の赤血球は強い酸化障害を受ける。このとき赤血球内のヘモグロビンが変化して生じる不溶性の酸化変性産物が、ハインツ小体である。これが赤血球膜に付着すると赤血球の変形能は低下し、微小血管や脾臓などの網内系でトラップされ破壊される。

ハインツ小体は、超生体染色の1つであるニューメチレンブルー染色で青色に染まる。また、猫のヘモグロビンは酸化障害を受けやすく、健常な状態でもハインツ小体が認められることがある。

なお、赤血球膜が酸化障害を受けると、その部分が内部で接着し透明な領域となり、エキセントロサイトと呼ばれる赤血球となる。

ネグリ小体は、狂犬病に罹患した動物の神経細胞に形成される細胞質内封入体である。ハウエルジョリー小体は、赤血球の再生時に赤血球内にみられる核のクロマチン遺残物質である。パッペンハイマー小体は、鉄を多量に含む赤血球内の顆粒であり、鉄染色により青緑色に染まる。これは、鉛中毒などのヘム合成不全を生じる疾患などで認められる。デーレ小体は、重度の細菌感染症や炎症性疾患で起こる好中球の中毒性変化の1つで、粗面小胞体の凝集により生じる好塩基性斑点である。

以上より、正答肢は『**ハインツ小体**』となる。

【引用・参考文献】
1）下田哲也：第1章 血液検査の基礎. 赤血球内構造の変化. 臨床家のための血液病学アトラス－CBCと形態観察からせまる, p22-27, インターズー, 2013.
2）藤村響男編集責任：愛玩動物看護師必携テキスト. p.584, 592, Gakken, 2023.

一般
問74

Q．疾患の徴候・処置・治療に関する知識、罹患動物の評価と看護の方法
3．代表的な疾患

猫白血病ウイルス（FeLV）に感染した猫の管理で不適切なものを選択する五肢択一問題

※公開されている国試問題と選択肢を確認して解説をお読み下さい。

※国試の設問の選択肢は青文字に、正答肢は**太字**にしている。

解説

猫白血病ウイルス（FeLV）感染症はFeLV（feline leukemia virus）による感染症で、白血病やリンパ腫が起こりやすくなる。一度感染すると治療法はなく、生涯感染が続く。

したがって、感染が判明した猫は、屋内で他の猫との接触を避けて飼育する必要がある。したがって、「屋内で飼育する」、「他の猫と隔離する」は正しい。

また、定期的に血液検査などを行い、健康状態を確認することが推奨される。したがって、「定期的に血液検査を実施する」は正しい。

白血病やリンパ腫が生じると、発熱や食欲不振など、さまざまな症状が現れる。したがって、「発熱に注意する」は正しい。

ワクチンがあるが、予防のためであり、感染した猫に対するワクチンではないため、『**FeLVワクチンを接種する**』が不適切であり、正答肢となる。

【引用・参考文献】
1）藤村響男編集責任：愛玩動物看護師必携テキスト．p.585，Gakken，2023.

一般
問75

Q．疾患の徴候・処置・治療に関する知識、罹患動物の評価と看護の方法
3．代表的な疾患

犬の重症筋無力症の症状を選択する五肢択一問題

※公開されている国試問題と選択肢を確認して解説をお読み下さい。

※国試の設問の選択肢は青文字に、正答肢は**太字**にしている。

解説

重症筋無力症とは、筋肉を動かす神経伝達が先天的あるいは後天的に障害される疾患であり、初期では運動後に四肢の脱力が悪化し、休息によって回復することを特徴とする。

犬の後天性の重症筋無力症では巨大食道症が多くみられ、流涎や吐出がみられる。四肢の筋虚弱を示さないで、巨大食道症のみがみられる局所型の重症筋無力症も知られている。

したがって、正答肢は『**巨大食道**』となる。

その他の選択肢として「タンパク尿」、「発熱」、「肝硬変」、「非再生性貧血」があった。

乳び血漿の原因物質を選択する五肢択一問題

※公開されている国試問題と選択肢を確認して解説をお読み下さい。

※国試の設問の選択肢は青文字に、正答肢は**太字**にしている。

解説

血漿とは、抗凝固剤入りの採血管に血液を採取した後に、遠心分離をして得られた血液の上清部分であり、通常透明から淡黄色で濁りはない。

しかし、溶血があれば血漿の色は赤くなり、黄疸があればビリルビンによって黄色くなる。

また、脂質が混ざると「乳び」といって白く濁る。

胆汁酸、グルコース、アルブミンは正常な血漿中に含まれる成分である。

したがって、乳び血漿の原因物質は『**中性脂肪**』で、正答肢となる。

【引用・参考文献】
1）藤村響男編集責任：愛玩動物看護師必携テキスト．p.621，Gakken，2023.

一般
問77

R．臨床検査の原理・方法・意義と検体・測定機器の扱い方
4．糞便検査

糞便検査浮遊法の記述で正しい2つの組合せを選択する五肢択一問題

※公開されている国試問題と選択肢を確認して解説をお読み下さい。

※国試の設問の選択肢は青文字に、正答肢は**太字**にしている。

解説

糞便検査は、糞便内の各種病原性微生物の検出、糞便の状態や成分の生化学検査を含む広義の意味があるが、浮遊法は一般的に寄生虫の検査を意味する。したがって、「消化吸収不良状態が確認しやすい」は誤りである。

多くの寄生虫は寄生部位が消化管内であることから、成虫から産出された虫卵や孵化した幼虫、原虫やオーシストが糞便中に検出される。

糞便内の虫卵やオーシストの検査法として、直接法（薄層塗抹法）と集卵法（浮遊法、沈殿法）があり、集卵法のほうが糞便内の夾雑物が少なく、検出率は高くなる。したがって、『**薄層塗抹法より寄生虫卵の検出率が高い**』と『**夾雑物が少なくなるため鏡検しやすい**』の組合せが正答肢となる。

糞便検査浮遊法は、飽和食塩水や砂糖水などを用い、これら溶液の比重（1.20前後）より軽い虫卵やオーシストを浮遊させて検出する方法である。一般的に吸虫卵の比重は1.2以上とされるので、浮遊できず検出されない。したがって、「原虫の検出に優れている」は誤りである。

浮遊させるためにある程度の静置時間は必要であるが、時間が長くなりすぎると高張液で粘稠性が高い浮遊液は虫卵を萎縮変形させたり、浮遊液に対流が起きて浮遊していた虫卵がふたたび沈降することがあるので、注意が必要である。したがって、「静置時間が長いほど寄生虫卵の検出率が高くなる」は誤りである。

【引用・参考文献】
1）藤村響男編集責任：愛玩動物看護師必携テキスト．p.628，Gakken，2023.

一般
問78

W. 人と愛玩動物の共生のための生活環境のあり方を踏まえた愛玩動物の飼養環境の整備
6. 愛玩動物飼育のマナー、事故やケガ等のリスクへの対応

ペット保険の記述で正しい内容を選択する五肢択一問題

※公開されている国試問題と選択肢を確認して解説をお読み下さい。

※国試の設問の選択肢は青文字に、正答肢は**太字**にしている。

解説

ペットの保険は、損害保険会社や少額短期保険会社が販売しているもので、公的保険ではなく、飼育者に加入義務もない。したがって、「公的保険である」、「動物の飼育者は加入義務がある」は誤りである。

治療費の一定割合を補填する仕組みで、保険料は動物種や年齢などで細かく区分されている。したがって、『**治療費負担が軽減されることがある**』は正答肢となり、「保険料は一律である」は誤りである。

1日あるいは1回の限度額や年間最大補償額に限度が設けられている場合が多く、慢性疾患がある場合には加入できなかったり、その疾患の治療に対しては補填されない（免責）などの制約もある。したがって、「病気になってからの加入が有利である」は誤りである。

【引用・参考文献】
1）藤村響男編集責任：愛玩動物看護師必携テキスト．p.742，Gakken，2023.

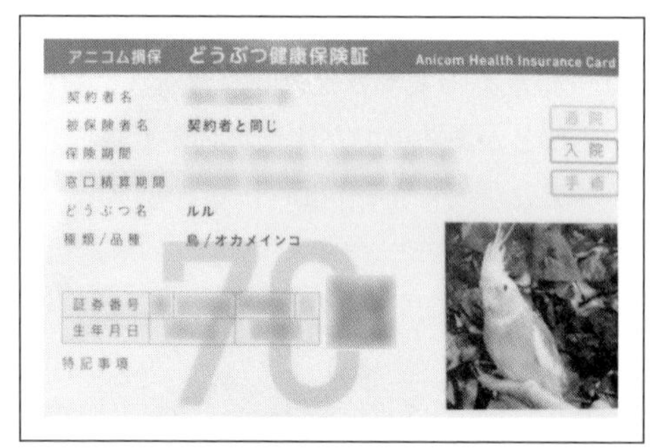

■ペット保険の保険証

（文献1より引用）

■補償対象外となるもの

保険加入前から治療している疾患	アレルギー性皮膚炎，慢性心疾患，慢性腎臓病など
予防に関するもの	ワクチン接種，フィラリア予防，ノミ・ダニ予防，健康診断など
疾患の治療ではないもの	避妊去勢手術，歯石除去など
ワクチンなどで予防できる疾患	フィラリア症，パルボウイルス感染症など
先天性疾患	臍ヘルニア，潜在精巣など
その他	サプリメント，シャンプー，療法食，爪切りなど

※保険会社，商品によって異なる．

（文献1より引用）

一般
問79

T．愛玩動物と使役動物の歴史・品種・役割、適切な飼養管理方法
3．愛玩動物の飼養管理

犬に関する記述で正しい内容を選択する五肢択一問題

※公開されている国試問題と選択肢を確認して解説をお読み下さい。

※本問は複数正答であるため、選択肢すべてを青文字としている。

解説

本設問は犬の起源や習性についての問題である。

鎖骨がない：鎖骨はヒトにおいて、肩甲骨を介して腕を体幹に結びつけている。猫では鎖骨がいずれの骨とも関連しておらず（宙に浮いている状態）、これにより肩甲関節の可動域は非常に広い。基本的に4足歩行の動物は鎖骨が退化しており、犬には鎖骨がないが猫にはわずかに残った鎖骨があるため、前足で挟むなどの犬に比べ遥かに器用な前肢の運動を可能にする。

オオカミの突然変異で生じた：犬の祖先には依然として謎が残るものの、現在のところ中央アジアでハイイロオオカミが家畜化されたものが犬の大元の祖先とされている。

食糞の習性がある：習性とは、動物の種または個体群に共通して認められる特有な行動様式で、遺伝的な本能行動と経験によって習得した学習行動の総称である。ウサギなどの一部の種にとっては、盲腸便を摂食することで重要な栄養素を得る動物がいるが、犬はそうではないものの、食糞はいくつかのライフステージにおける正常で自然な犬の行動である。母犬は、生後約３週間、子犬の肛門をなめることで排泄を促し、排泄した便を摂食することで片付ける。子犬も自然にこの行動を習得し、自らの便を摂食する。このように、犬の食糞は正常な場合もあるが、一方で不適切な飼育でも食糞行動が誘起され、狭いスペースでの飼育やネグレクトなど不安な状態、排泄物を片付けないなどの要因が異常な食糞の原因と考えられている。

単独行動動物である：犬には服従本能があり、リーダーとなる個体に対して従属的な行動をとる。飼い主が主導的な役割を示すことができれば、この習性により、犬は人間と良好な関係を築くことができる。

発汗により体温を調節する：ヒトは体温の調節のため、皮膚に無数にある汗腺から汗を出し蒸散を行う。しかし、犬の皮膚には汗腺がないため、発汗の代わりに開口して呼気により熱を放散させる。汗腺は肉球部のみに存在し、発汗するが、体温調節にはほとんど影響しない。

以上より、犬については鎖骨は退化しており、「鎖骨がない」が確実な正答肢といえる。「オオカミの突然変異で生じた」、「単独行動動物である」、「発汗により体温を調節する」は明らかに誤りといえるが、「食糞の習性がある」は上述のとおり習性として行うことがあるため、正答肢といえる。

公式の正答は『鎖骨がない』、本書の見解：複数正答があり不適問題

一般
問80

猫の飼養に関する記述で正しい内容を選択する五肢択一問題

※公開されている国試問題と選択肢を確認して解説をお読み下さい。

※国試の設問の選択肢は青文字に、正答肢は**太字**にしている。

解説

出入り自由や屋外飼育は、排便排尿の公衆衛生上の問題や希少動物の保護などの生態系の問題、事故や感染症などの問題から、推奨されていない。したがって、「屋外での飼育が推奨されている」は誤りである。

猫は少量ずつ頻回に食餌を摂る習性がある。したがって、「大量に食べることで食事回数を減らすことができる」は誤りである。

単独行動というイメージはあるが、複数頭での飼養が可能なように、社会性があり、適切な社会化を行う必要がある。したがって、「単独行動動物なので社会性は必要はない」は誤りである。

人の生活音のなかには猫に恐怖心を与えるものもあり、飼養管理を行ううえで配慮が必要である。したがって、「人の生活音などを怖がることはない」は誤りである。

また、猫は垂直方向に動くことを好むため、ケージで飼育する際には立体的な構造としたり、屋内にもキャットタワーのように高さのある遊び場や居場所を設けるとよい。したがって、『**広い場所でも垂直方向に動ける空間が必要である**』が正答肢となる。

使役動物の記述で正しい内容を選択する五肢択一問題

※公開されている国試問題と選択肢を確認して解説をお読み下さい。

※国試の設問の選択肢は青文字に、正答肢は**太字**にしている。

解説

使役動物は、移動手段や物資の輸送、農耕などに利用されている動物、牧羊犬や猟犬など人とともに働く動物であり、人類の歴史とともに品種改良が進められてきた。また、警察犬や警備犬、麻薬探知犬、災害救助犬、盲導犬・聴導犬・介助犬といった身体障害者補助犬など、社会や人の生活に貢献している動物も含まれる。

したがって、「交通手段として使われる動物のみを指す」、「補助犬は使役動物ではない」は誤りである。

これらの動物を取り扱うための特別な資格はなく、適切な取り扱いや飼養管理が行われていない場合があるとの批判もある。そのため、動物福祉には十分に配慮すべきである。したがって、「扱う場合には資格が必要である」は誤りで、**『動物福祉が考慮されるべきである』**は正答肢となる。

また、使役動物は紀元前に誕生しており、「誕生は1900年代である」は誤りである。

【引用・参考文献】
1）藤村響男編集責任：愛玩動物看護師必携テキスト．p.650，Gakken，2023.

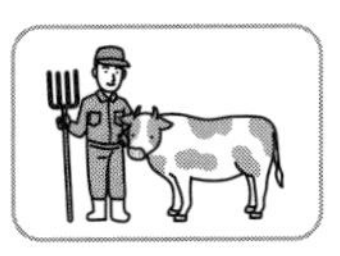

畜産動物

1万5千年前 イヌを家畜化	1万前 ヒツジ・ヤギ・ブタを家畜化	5千年前 ネコを家畜化	675年 天武天皇がウシ・ブタ・ネコ・イヌ・トリの狩猟，肉食を一定期間禁止する

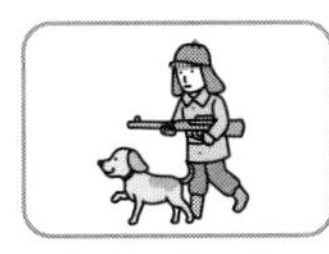

使役動物

15～17世紀 欧州では「動物裁判」日本では「生類憐れみの令」を制定	18世紀 ルソー「動物は不必要に虐待されることのない権利がある」	1822年 イギリスで家畜動物の虐待を禁じる「マーチン法」を制定	19世紀 実験動物

■使役動物の歴史

（文献1より引用）

T．愛玩動物と使役動物の歴史・品種・役割、適切な飼養管理方法
2．使役動物

身体障害者補助犬の役割、育成、適性に関する2つの誤っている記述の組合せを選択する五肢択一問題

※公開されている国試問題と選択肢を確認して解説をお読み下さい。

※国試の設問の選択肢は青文字に、正答肢は**太字**にしている。

解説

身体障害者補助犬は、盲導犬、介助犬、聴導犬のことであり、身体障がい者の自立と社会参加に資するものとして、身体障害者補助犬法に基づき訓練・認定された犬である。身体障害者補助犬法では、公共施設や公共交通機関、スーパーやレストラン、ホテルなど、不特定多数の人が出入りする民間施設などに、補助犬同伴の受け入れを義務付けている。

また、身体障害者補助犬はペットではないことを周囲の人も理解する必要があり、利用者が困っている場合には声をかけるなどの配慮も求められる。

使用されることの多い犬種には、特に盲導犬や介助犬ではある程度の体の大きさが求められることから、大型犬が多い。犬種の特性からラブラドルレトリバーが多いが、他の犬種でも個々の性質で適性があれば活躍することは可能である。

したがって、**『介助犬には、ジャーマン・シェパード・ドッグのみが使われる』**は誤りである。

盲導犬：視力障害のある人と一緒に歩き、交差点や段差で止まったり、障害物や車の接近を知らせたりして、安全に歩けるようサポートしている。体に白または黄色のハーネスという胴輪を着けている。なお、犬は信号の色の識別はできないと考えられており、盲導犬の利用者が周囲の音を聞き判断している。したがって、**『盲導犬は信号の色を識別して誘導する』**は誤りである。

よって、上記2つの組合せが正答肢となる。

介助犬：身体に障害のある人の手足となり、落とした物を拾ったり、ドアの開閉をしたりするなど、日常生活をサポートしている。外出時には「介助犬」と書かれた胴着を付けている。したがって、「介助犬は肢体不自由者の自立を向上させる」、「介助犬は肢体不自由者の機能代理を行う」は正しい。

聴導犬：耳に障害のある人に、ブザー音や電話の呼び出し音など生活上必要な音を知らせて行動をサポートしている。外出時には「聴導犬」と書かれた胴着を着けている。したがって、「聴導犬を伴うことで周囲の手助けが得やすくなる」は正しい。

【引用・参考文献】
1）藤村響男編集責任：愛玩動物看護師必携テキスト．p.651，Gakken，2023.

一般
問83

T. 愛玩動物と使役動物の歴史・品種・役割、適切な飼養管理方法
2. 使役動物

使役犬の種類や特徴、現状に関する2つの誤っている記述の組合せを選択する五肢択一問題

※公開されている国試問題と選択肢を確認して解説をお読み下さい。

※国試の設問の選択肢は青文字に、正答肢は**太字**にしている。

解説

麻薬探知犬：財務省関税局に所属し、全国の税関に約130頭の麻薬探知犬が配備され、入国旅客の携帯品および外国郵便物などの輸入検査などで覚醒剤、大麻などの不正薬物の摘発に貢献している。麻薬探知犬になるためには、約4か月間訓練を受け、認定試験に合格する必要がある。したがって、「麻薬探知犬は麻薬をかぎ分けられる」は正しい。

警察犬：日本の警察犬は大正時代から導入されており、所管する機関は警察庁である。警察が直接飼育管理している直轄警察犬と民間の訓練所で飼育されている犬を年1回審査し、警察犬として活動してもらう嘱託警察犬とがある。直轄警察犬が全国で160頭ほどであるのに対して、嘱託警察犬は全国で1,100頭程度が活躍している。警察犬は優れた嗅覚を活用して、足跡追及活動、臭気選別活動、捜索活動などに従事している。したがって、『**警察犬を所管する機関は法務省である**』は誤りである。

がん探知犬：研究途上ではあるが、がん患者の体臭や呼気、尿から特有の臭いを検知することで、がんの早期発見に役立つ可能性がある。したがって、『**がん探知犬は人の毛髪からがん患者を嗅ぎ分けられる**』は誤りである。

よって、上記2つの組合せが正答肢となる。

動植物検疫探知犬：農林水産省の動物検疫所に所属しており、手荷物や国際郵便物などの中から動植物検疫の検査を必要とする肉製品、果物などを嗅ぎ分けて発見する訓練を受けている。アフリカ豚熱、豚熱、鳥インフルエンザ、口蹄疫などの家畜の伝染病やミバエなどの植物の病害虫が日本へ侵入することを防ぐ重要な役割を担っており、現在は全国23か所で140頭ほどが活動している。したがって、「動植物検疫探知犬を所管する機関は農林水産省である」は正しい。

災害救助犬：被災者が発する呼気や体臭から被災者を捜索し、その位置を特定し、吠えることによって位置を知らせる。現場の状況にもよるが、人が進入できない災害現場でも数分程度で探知することができる。日本では阪神・淡路大震災でその重要性が認められ、災害救助犬の育成が始められた。警察犬や自衛隊の警備犬の一部がその訓練を受けているが、多くが民間団体によるボランティア活動に頼っている。救助犬には捜索能力と服従能力が必要となるが、その育成や審査の方法は各団体により異なっている。犬種はさまざまであるが、一般的には中型犬以上が多い。したがって、「災害救助犬にはすべての犬種がなることができる」は正しい。

一般
問84

T. 愛玩動物と使役動物の歴史・品種・役割、適切な飼養管理方法
3. 愛玩動物の飼養管理

愛玩鳥に関する記述で正しい内容を選択する五肢択一問題

※公開されている国試問題と選択肢を確認して解説をお読み下さい。

※国試の設問の選択肢は青文字に、正答肢は**太字**にしている。

解説

カナリアは、スズメ目アトリ科の鳥で、警戒心が強く、雄では縄張りをもつため、単独での飼育が基本となる。必ずしもつがいで飼育する必要はない。寿命は10年と比較的長い。美しい鳴き声が有名であるが、さえずるのは雄で繁殖行動の1つである。したがって、「カナリアは必ずつがいで飼育する」は誤りである。

セキセイインコは、オウム目インコ科に属する。したがって、「セキセイインコはスズメ目に属する」は誤りである。

オカメインコは、オウム目オウム科でオーストラリア原産。雄は雌に比べて動きが活発で、音まねや歌まねも雄のほうがよく行う傾向がある。したがって、『**オカメインコは雌より雄が鳴きまねの傾向が強い**』が正答肢となる。

ジュウシマツは、スズメ目カエデチョウ科の鳥で、愛玩用に作出された。一般的に非常に穏やかな気性で、複数飼養でもけんかが少ないため、漢字表記では「十姉妹」となったといわれている。したがって、「ジュウシマツは攻撃的な性質である」は誤りである。

ブンチョウは、スズメ目カエデチョウ科ブンチョウ属の鳥である。雄のほうがくちばしが大きく、付け根付近が盛り上がっていることが特徴の1 つである。したがって、「ブンチョウはくちばしの色で雌雄を区別できる」は誤りである。

日本における動物飼育の現状で誤っている内容を選択する五肢択一問題

※公開されている国試問題と選択肢を確認して解説をお読み下さい。

※国試の設問の選択肢は青文字に、正答肢は**太字**にしている。

解説

ここ数年、15歳未満の子どもの人口よりも、家庭で飼育されている犬と猫を合わせた頭数が上回るようになっている。その背景には少子化や核家族化など社会情勢の変化があると考えられ、犬や猫が子どもと同じように扱われるようになってきている。したがって、「犬と猫を合わせた推計飼養頭数は15歳未満の子どもの数より多い」は正しい。

犬の飼育頭数は減少傾向であるのに対して、猫は増加傾向で、2014年頃から猫の飼育頭数が犬の飼育頭数を上回るようになってきている。したがって、「猫の推計飼養頭数は犬より多い」は正しい。

近年、動物が関連する問題への社会的な関心は高く、行政機関での犬・猫の殺処分問題は大きな関心が向けられ、殺処分数は大きく減少している。したがって、「殺処分される犬および猫の数は年々減少している」は正しい。

一方で、動物虐待事件は多くなり、2019年の動物の愛護及び管理に関する法律の改正で罰則が強化されたことから、警察が検挙する件数も増加傾向にある。したがって、**『動物虐待事犯の検挙件数は近年減少傾向にある』**は誤りであり、正答肢となる。

2019年の同法の改正では、マイクロチップの装着などについて、犬猫の繁殖業者などにマイクロチップの装着・登録を義務付ける（義務対象者以外には努力義務を課す）こと、および登録を受けた犬猫を所有した者に変更届出を義務付けることが定められた。したがって、「販売する犬および猫へのマイクロチップの装着・登録が義務化された」は正しい。

一般
問86

U. 動物が人間社会で果たしている役割、人と動物との関係、その背景・歴史
3. 動物介在活動、動物介在療法、動物介在教育

動物との触れ合いが人にもたらす「社会的効果」を選択する五肢択一問題

※公開されている国試問題と選択肢を確認して解説をお読み下さい。

※国試の設問の選択肢は青文字に、正答肢は**太字**にしている。

解説

動物を飼育することによって人が受ける影響には、「心理的効果」「生理的・身体的効果」「社会的効果」の3つがある。

「心理的効果」には、自尊心や自己責任感などの肯定的な感情の向上や自立心や達成感の向上がある。

「生理的・身体的効果」には、リラックス効果や血圧降下などの効果があることが知られている。

「社会的効果」としては、円滑な人間関係の促進や協調性の向上がある。

したがって、『**協調性の向上**』が正答肢となる。その他の選択肢に「約束の順守」、「注意力散漫の改善」、「学習能力の向上」、「自尊心の向上」があったが、社会的効果としてはすべて誤りである。

一般
問87

U. 動物が人間社会で果たしている役割、人と動物との関係、その背景・歴史
3. 動物介在活動、動物介在療法、動物介在教育

動物介在活動に向かない動物を選択する五肢択一問題

※公開されている国試問題と選択肢を確認して解説をお読み下さい。

※国試の設問の選択肢は青文字に、正答肢は**太字**にしている。

解説

動物の介在を伴う活動には、介護・福祉活動を目的とした動物介在活動（animal assisted activity：AAA）、動物を用いての治療支援活動である動物介在療法（animal assisted therapy：AAT）、そして動物を教材として用いる動物介在教育（animal assisted education：AAE）の3つがある。

活動に適した動物としては、身近な動物で行動学的な知見が多い犬・猫、性格が温厚なウサギ・モルモット、触れるだけではなく乗ることもできる馬やイルカなどで、感情の共有ができる哺乳動物が主として活躍している。したがって、「馬」、「犬」、「猫」、「モルモット」は動物介在活動に向いており、誤りである。

身近な哺乳動物のなかでもフェレットは活動的で、大人しく抱っこさせるなどが難しい、インフルエンザに感染するなどの点で適した動物とはいえない。したがって、『**フェレット**』が正答肢となる。

また、適した動物種でもあっても、個体の性格や健康状態などについても考慮する必要がある。

一般
問88

V. 愛玩動物適正飼養の推進、災害時の危機管理、動物愛護管理行政

1. 愛玩動物の飼養

ペットロスの記述で正しい内容を選択する五肢択一問題

※公開されている国試問題と選択肢を確認して解説をお読み下さい。

※国試の設問の選択肢は青文字に、正答肢は**太字**にしている。

解説

ペットロスとは、愛着の対象である動物を死別や別離で失う「対象喪失」の１つであり、それに伴う一連の苦痛に満ちた深い悲しみ（悲哀）の過程の総称で、健康や日常生活にも影響を与えることがある。

また、グリーフとは「悲嘆」を意味する言葉であり、グリーフケアやグリーフワークは、悲嘆に対する反応の重症化や慢性化を予防する支援を示している。

対象動物は、犬・猫とは限らない。したがって、「対象は犬と猫のみである」は誤りである。

死別（喪失）の原因や過去の経験の有無によっても飼い主の悲嘆の質や程度は異なるが、事故死や別離は受け入れることが難しい場合が多く、過去にも死を経験していると受け入れられやすい。したがって、**『日常生活にも支障をきたす』**は正しく、正答肢となる。また「動物を亡くした経験があると症状が重くなる」は誤りである。

悲嘆の期間は、1か月未満から1年以上とさまざまである。したがって、「症状は２か月以内に治まる」は誤りである。

老衰のような死は、死に至る期間が長く段階的であることから、比較的受け入れられるケースが多い。したがって、「老衰による死は悲嘆が強く現れる」は誤りである。

動物の多頭飼育崩壊に関して誤っている内容を選択する五肢択一問題

※公開されている国試問題と選択肢を確認して解説をお読み下さい。

※国試の設問の選択肢は青文字に、正答肢は**太字**にしている。

解説

多頭飼育崩壊とは、一般的には無秩序にペットが増え、飼い主が適正に飼育できる数を超えた結果、経済的にも破綻し、ペットの飼育ができなくなった状態を示す。ネグレクトを伴うことも多いため、動物虐待の1つと考えられる。したがって、「動物虐待に含まれる」は正しい。

動物の多くが不妊去勢されていないために過剰繁殖状態に陥ってしまっている。したがって、『**飼育動物はすべて、不妊去勢されている**』は誤りであり、正答肢となる。

飼い主の健康状態や精神状態に問題がある、生活環境が悪化し、周囲の公衆衛生上の問題も伴っており、行政を中心に多機関多職種が連携して対応する必要がある。よって「飼い主の生活支援も必要であることが多い」、「生活環境の悪化が生じていることが多い」、「行政が中心となって解決する」は正しい。

【引用・参考文献】
1）藤村響男編集責任：愛玩動物看護師必携テキスト．p.686，709，Gakken，2023.

犬との同行避難の準備で優先順位が最も低い内容を選択する五肢択一問題

※公開されている国試問題と選択肢を確認して解説をお読み下さい。

※国試の設問の選択肢は青文字に、正答肢は**太字**にしている。

解説

同行避難とは、災害発生時に飼い主が、飼育しているペットと同行して避難場所まで避難することをいう。ペットの災害対策の基本は自助であるため、飼い主自身が災害に備えて準備をしておく必要がある。

しかし、それは特別なことを行うことを意味してはおらず、ワクチン接種など、日頃から適切な健康管理を行い、基本的な社会化訓練やクレートトレーニングを含む基本的しつけを行うなどである。したがって、「ワクチン接種」、「社会化訓練」、「クレートトレーニング」は優先順位が高い。

また、所有者明示の意味でも首輪を装着し、散歩時にはしっかりリードを付け、排泄物の始末をしっかり行うなど、地域社会にペットが受け入れられるように適正な飼養を行う必要がある。したがって、「首輪とリード（引綱）の装着」は優先順位が高い。

『シャンプー』は、美容的な意義も大きく、犬との同行避難の準備としては優先順位が最も低いものであり、正答肢となる。

【引用・参考文献】
1）藤村響男編集責任：愛玩動物看護師必携テキスト．p.711，Gakken，2023.

一般
問91

G．動物看護に関連する法規
2．愛玩動物看護師法

動物病院の愛玩動物看護師の業務内容で誤っている内容を選択する五肢択一問題

※公開されている国試問題と選択肢を確認して解説をお読み下さい。

※国試の設問の選択肢は青文字に、正答肢は**太字**にしている。

解説

動物病院における愛玩動物看護師の業務は、診療の補助、および疾病にかかり、または負傷した愛玩動物の世話その他の看護、ならびに愛玩動物を飼養する者その他の者に対する愛護および適正な飼養に係る助言その他の支援を業とする者とされる。

具体的には、窓口業務、処置業務、検査業務、X線検査業務、入院業務、手術業務、救急救命業務、文書管理業務、施設管理業務のほか、災害発生時のペット連れの被災者への対応や動物介在・教育活動、栄養管理やグルーミングをはじめとした日常の管理やしつけも含まれる。したがって、「動物の日常の手入れに関する指導」、「災害時避難の協力」、「動物飼育困難者への飼育支援」、「動物の栄養管理」は正しい。

ワクチンなど愛玩動物の身体への影響が大きい医薬品の投与などについては、「これを誤ると衛生上の危害が生ずるおそれが少ないと認められる行為」ではないことから、引き続き獣医師が実施する必要があるとされている。したがって、『**狂犬病予防注射の接種**』が誤りであり、正答肢となる。

【引用・参考文献】
1）藤村響男編集責任：愛玩動物看護師必携テキスト．p.210，Gakken，2023.
2）農林水産省：愛玩動物看護師．愛玩動物看護師の業務範囲の考え方（イメージ）．
https://www.maff.go.jp/j/syouan/tikusui/doubutsu_kango/attach/pdf/index-3.pdfより2023年9月20日検索.

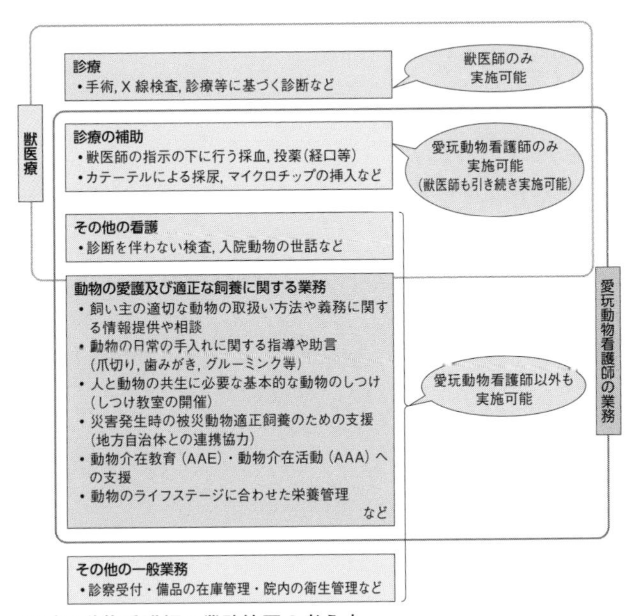

■愛玩動物看護師の業務範囲の考え方

（文献2より改変引用）

一般
問92

V. 愛玩動物適正飼養の推進、災害時の危機管理、動物愛護管理行政
4. 動物愛護管理行政

動物愛護推進員に関して正しい内容を選択する五肢択一問題

※公開されている国試問題と選択肢を確認して解説をお読み下さい。

※国試の設問の選択肢は青文字に、正答肢は**太字**にしている。

解説

動物愛護推進員は、「動物の愛護及び管理に関する法律」第38条第1項に規定され、地域における犬・猫等の動物の愛護の推進に熱意と見識を有する者のうちから、都道府県知事等が委嘱するよう努めることとされており、動物の飼育の有無は規定されていない。したがって、「現在、動物を飼育していることが必須である」、「動物の愛護の推進に熱意があれば誰でもなれる」、「自治体の動物愛護センターが委嘱する」は誤りである。

また、動物愛護推進員はボランティア活動で、動物の愛護と適正な飼養について住民の理解を深めるなど、地域における動物愛護精神の定着に大きく寄与することが目的である。したがって、**『動物の適正飼養や普及啓発を行う民間ボランティアである』**は正しく、正答肢となる。

具体的な活動は以下のようなものであるが、特別な権限は与えられていない。

- 犬、猫等の動物の愛護と適正な飼養の重要性について住民の理解を深めること。
- 住民に対し、その求めに応じて、犬、猫等の動物がみだりに繁殖することを防止するための生殖を不能にする手術その他の措置に関して必要な助言をすること。
- 犬、猫等の動物の所有者等に対し、その求めに応じて、これらの動物に適正な飼養を受ける機会を与えるために譲渡のあっせんその他の必要な支援をすること。
- 犬、猫等の動物の適正な飼養と愛護の推進のために、国または都道府県等が行う施策に必要な協力をすること。
- 災害時において、国または都道府県等が行う犬、猫等の動物の避難、保護等に関する施策に必要な協力をすること。

したがって、「ペットショップへの監視指導や措置命令などの権限を有する」は誤りである。

【引用・参考文献】
1）藤村響男編集責任：愛玩動物看護師必携テキスト．p.720，Gakken，2023.

一般
問93

猫の飼育環境に関して適切でない内容を選択する五肢択一問題

※公開されている国試問題と選択肢を確認して解説をお読み下さい。

※国試の設問の選択肢は青文字に、正答肢は**太字**にしている。

解説

動物を飼育する際には、その動物の生理、生態、習性などを理解し、適切に対応する必要がある（動物福祉の理念「5つの自由」）。

猫は、マーキングを行うなど比較的縄張り意識が強く、また泌尿器系疾患が多いため、トイレは飼育しようとする頭数＋1を用意することが好ましい。

「5つの自由」は動物福祉の理念であり、下記の5つの自由により構成される。「5つの自由を享受するのは動物であり、その動物種の生理生態に応じた生活の質を高めること」を主旨とする。

1. 飢えと渇きからの自由
   健康を維持するために十分な栄養のある食餌ときれいな水をいつでも利用できる。
2. 不快からの自由
   その動物種の本能や習性に応じた快適なすみかや休息場所を利用できる。
3. 痛み、怪我、病気からの自由
   怪我や疾病に対して、予防あるいは速やかな診断と治療を受ける。
4. 本来の行動をとれる自由
   その動物種の本能や習性に応じた行動をとることができる十分な場所を利用できる。
5. 恐怖および苦悩からの自由
   精神的な苦痛を避けることができるような扱いを受ける。

以上から、適切ではないのは『**複数頭飼育の場合でも、トイレは1カ所にのみ設置する**』で、正答肢となる。

その他の選択肢の「キャットタワーなど、周囲を見渡せて休憩できる場所を用意する」、「単頭飼育の場合でも、爪とぎ場所は複数カ所に設置する」、「砂の代わりにシリカゲルを用いたトイレを設置する」、「おもちゃで遊んだ後は必ず片付ける」はすべて適切である。

【引用・参考文献】
1）藤村響男編集責任：愛玩動物看護師必携テキスト．p.724，Gakken，2023.

一般
問94

W. 人と愛玩動物の共生のための生活環境のあり方を踏まえた愛玩動物の飼養環境整備
3. 保護収容施設

シェルターメディスンに関して誤っている内容を選択する五肢択一問題

※公開されている国試問題と選択肢を確認して解説をお読み下さい。

※国試の設問の選択肢は青文字に、正答肢は**太字**にしている。

解説

シェルターメディスンは、多数の動物を収容管理する動物保護収容施設などにおいて、動物を健康で安全に飼養管理するためのさまざまな分野を含む獣医療で、適正な譲渡や動物福祉に基づく安楽死も含まれる。したがって、『**安楽死処置は対象外である**』は誤りであり、正答肢となる。

日常の動物病院での診療が一頭一頭を対象とする個体診療であるのに対して、シェルターメディスンは犬や猫を群として管理する。したがって、「群管理を重視する」は正しい。

シェルターメディスンで最も重要なポイントは、衛生管理や感染症予防と動物のストレス管理である。ストレス管理は感染症の防止策としても重要であり、犬と猫はできるだけ別室で管理し、犬は散歩などの運動、猫は収容環境の改善など、動物福祉の視点を重視した飼養管理を行う。したがって、「衛生管理や感染症予防を重視する」、「動物福祉の視点を重視する」は正しい。

また、シェルター（動物保護施設）は、長く動物を飼育するには適していないため、収容されている動物はできるだけ早く譲渡することも必要となる。そのため「動物の譲渡率の向上を目指す」は正しい。

【引用・参考文献】
1）藤村響男編集責任：愛玩動物看護師必携テキスト．p.731，732，Gakken，2023.

一般
問95

W．人と愛玩動物の共生のための生活環境のあり方を踏まえた愛玩動物の飼養環境整備
3．保護収容施設

動物愛護管理センターの説明で正しい内容を選択する五肢択一問題

※公開されている国試問題と選択肢を確認して解説をお読み下さい。

※国試の設問の選択肢は青文字に、正答肢は**太字**にしている。

解説

動物愛護管理センターは、都道府県、政令指定都市、中核市に設置され、動物愛護行政や適正飼養啓発の拠点となっているほか、狂犬病予防対策や動物取扱業の登録や監視指導などの役割を担っている。したがって、「希少動物の保護を行う」は誤りである。

動物の愛護及び管理に関する法律では動物愛護管理センターの業務として、第37条の2に規定されている。動物愛護管理センターには、その役割と業務を果たすために動物の飼育設備だけではなく、動物愛護や適正飼養の普及啓発や指導、狂犬病予防対策のための施設が整備されている。したがって、『**飼い主に適正な飼養管理を指導する**』が正答肢となる。

これらの施設を活用して動物愛護管理センターでは、さまざまな動物愛護や適正飼養の普及啓発活動を行っており、災害時の動物救護活動の拠点ともなる。したがって、「災害対策は業務外である」は誤りである。

動物愛護管理センターでは、飼育困難となった犬・猫を引き取ったり、保護された動物を飼養しており、新たな飼い主への譲渡を行っている。

2019年の動物の愛護及び管理に関する法律の改正で、犬猫などの販売業者から引き取りを求められた場合などでは、引き取りを拒否できることが規定された。したがって、「動物の引き取りを拒否できない」は誤りである。

昨今の動物愛護管理行政において、殺処分数の削減は大きな課題となっており、譲渡の促進などのさまざまな取り組みの結果、年々殺処分数は減少している。

しかし、動物福祉の観点から殺処分が必要な場合もあり、動物愛護管理センターの役割の1つとなっており、動物福祉に基づく方法で実施されている。しかし、動物の殺処分はと畜場や実験動物施設でも行われている。したがって、「動物の殺処分を唯一担当する」は誤りである。

【引用・参考文献】
1）藤村響男編集責任；愛玩動物看護師必携テキスト．p.732，Gakken，2023.

一般
問96

W. 人と愛玩動物の共生のための生活環境のあり方を踏まえた愛玩動物の飼養環境整備
4. 愛玩動物の教育・訓練施設

子犬の社会化トレーニングの記述で誤っている内容を選択する五肢択一問題

※公開されている国試問題と選択肢を確認して解説をお読み下さい。

※本問は正答肢がないため、選択肢すべてを青文字としている。

解説

ペットが生活に必要な社会行動を身につけることを「社会化」という。社会化は、問題行動の予防やペットと飼い主の幸福のために重要な過程である。若齢期においても継続した社会化トレーニングが必要とされている。複数の子犬・子猫が参加するパピークラスやキトンクラスでは、感染症に対する注意も必要であるため、少なくとも2回目のワクチン接種を終えている必要がある。したがって、「子犬同士で遊ばせる」は誤っているとは言えない。

しかし、感染のリスクの少ない状況であれば、屋外に出すことも可能であるため、「すべてのワクチン終了前から屋外の環境に慣らす」は誤っているとは言えない。社会化トレーニングを行う場所としては、動物病院、民間施設、訓練所などがあるが、家庭内で発生するさまざまな音などの刺激に慣れさせることも含まれる。したがって、「家庭内の刺激に慣らす」は正しい。

動物病院で獣医師など、飼い主以外の手からもフードを与えることで、飼い主以外の人や新たな環境に慣れるきっかけをつくることができる。したがって「飼い主以外の手からもフードを与える」は正しい。

「キャリーやクレートを用いたトレーニングを行う」は、罰として、キャリーやクレートに入れることは適切なトレーニングではないが、キャリーやクレートを用いたトレーニングを行うこと自体は災害時の備え等のために必要とされるので、誤っているとは言えない。

公式の正答は『すべてのワクチン終了前から屋外の環境に慣らす』、本書の見解：正答肢はない

【引用・参考文献】
1）藤村響男編集責任：愛玩動物看護師必携テキスト．p.735，Gakken，2023.

一般
問97

W．人と愛玩動物の共生のための生活環境のあり方を踏まえた愛玩動物の飼養環境整備
6．愛玩動物飼育のマナー、事故やケガ等のリスクへの対応

犬の飼育マナーの記述で適切な内容を選択する五肢択一問題

※公開されている国試問題と選択肢を確認して解説をお読み下さい。

※国試の設問の選択肢は青文字に、正答肢は**太字**にしている。

解説

犬の飼育マナーにおいては、散歩時の問題が多いが、吠え声は室内でも問題となる可能性がある。排泄物の処理、吠え声、不適切な犬のコントロールが犬の飼い主への不満として多く、特に注意するべきである。

犬が苦手な人にとっては、リードを付けていない犬が近寄って来ることに恐怖を感じる場合があり、飼い主がしっかり犬をコントロールする必要がある。したがって、「リード（引綱）をつけずに犬を運動させる」は誤りである。

ロングリードは、犬が自由に動ける範囲が広くなるため、使用時には注意が必要である。したがって、「リード（引綱）を長く伸ばした状態で散歩する」は誤りである。

自転車にリードをつないだ犬と散歩する行為は、犬に危険があるだけではなく、道路交通法違反となる行為である。したがって、「自転車でリード（引綱）でつないだ犬と散歩する」は誤りである。

公園などの公共の場や集合住宅のベランダなどでのブラッシングは、毛が周囲に飛散する可能性があるため行ってはいけない。したがって、「集合住宅のベランダでブラッシングする」は誤りである。

タクシーなどの公共交通機関では、クレートに入れることで利用できる場合が多い。したがって、『**タクシーに乗せる際にはクレート内に入れる**』が正答肢となる。

【引用・参考文献】
1）藤村響男編集責任：愛玩動物看護師必携テキスト．p.741，Gakken，2023.

一般
問98

X．ペット関連産業の概要と課題、従事者の職業倫理・行動倫理
2．愛玩動物の飼養実態と市場規模

日本の直近10年間の愛玩動物飼養状況で正しい内容を選択する五肢択一問題

※公開されている国試問題と選択肢を確認して解説をお読み下さい。

※国試の設問の選択肢は青文字に、正答肢は**太字**にしている。

解説

2021年の調査報告では、犬の飼育頭数は約710万6千頭で、犬の飼育率と飼育頭数はここ数年間減少傾向が続いている。したがって、「犬を飼育する世帯の比率が増えている」は誤りであり、『**犬の飼育頭数は減少傾向にある**』が正答肢となる。

一方、猫の飼育頭数は約894万6千頭で、2013年以来、飼育頭数が緩やかに増加傾向にある。したがって、「猫の飼育頭数は約100万頭である」は誤りである。

猫は純血種の比率は18％程度で、むしろ雑種の割合が増える傾向にある。したがって、「猫は純血種の比率が80％を超えた」は誤りである。

飼育されている犬種では、トイプードル、柴犬、チワワ、ミニチュアダックスフンドの4種で全体の50％近くを占め、大型犬種の飼育頭数は少ない。したがって、「大型犬の飼育頭数は小型犬より多い」は誤りである。

【引用・参考文献】
1）藤村響男編集責任：愛玩動物看護師必携テキスト．p.747，Gakken，2023.

一般
問99

X．ペット関連産業の概要と課題、従事者の職業倫理・行動倫理
3．ペット関連産業の現状と課題

第一種動物取扱業の登録対象でない業種を選択する五肢択一問題

※公開されている国試問題と選択肢を確認して解説をお読み下さい。

※国試の設問の選択肢は青文字に、正答肢は**太字**にしている。

解説

業として動物の販売、保管、貸出し、訓練、展示、競りあっせん、譲受飼養を営む場合には、動物の愛護及び管理に関する法律の規定に基づき、第一種動物取扱業の登録を受ける必要がある。

爬虫類販売は販売、猫カフェは展示、ペットシッターは保管、老犬ホームは譲受飼養に該当するため第一種動物取扱業の登録対象である。

『**ペット霊園**』は上記いずれにも該当せず登録対象でないため、正答肢となる。

一般
問100

X. ペット関連産業の概要と課題、従事者の職業倫理・行動倫理
1. ペット関連産業における職業倫理と行動倫理

マイクロチップの記述で正しいものを選択する五肢択一問題

※公開されている国試問題と選択肢を確認して解説をお読み下さい。

※国試の設問の選択肢は青文字に、正答肢は**太字**にしている。

解説

2019年の動物の愛護及び管理に関する法律の改正では、犬および猫の繁殖業者などにはマイクロチップの装着・登録、登録を受けた犬および猫を新たに所有した者には30日以内の変更届出が義務付けられた。なお、義務対象者以外は努力義務となっている。したがって、「現在飼育中の犬および猫にもすみやかに装着しなければならない」、「装着した犬および猫を取得して1年以内に変更手続きをしなければならない」は誤りであり、『**犬猫等販売業者で生まれた子犬、子猫は譲渡の前に装着と登録が必要である**』は正しく、正答肢となる。

マイクロチップの装着は、獣医師と愛玩動物看護師のみが実施可能である。したがって、「装着は動物取扱責任者が行う」は誤りである。

また、狂犬病予防法に基づく犬の登録の特例制度が規定され、マイクロチップ装着に伴う犬の情報登録時には市町村長にその内容が通知され、装着されたマイクロチップは狂犬病予防法上の鑑札とみなされることとなったが、狂犬病予防接種は免除されるわけではない。したがって、「装着した犬は狂犬病の予防接種が免除される」は誤りである。

第1回 愛玩動物看護師 国家試験 問題解説

実地問題

実問1

B. 動物の形態・機能、生命維持の仕組み
2. 循環器とその調節

犬の心電図を示し、心房の興奮の過程を選択する五肢択一問題

※公開されている国試問題と選択肢を確認して解説をお読み下さい。

※国試の設問の選択肢は青文字に、正答肢は**太字**にしている。

解説

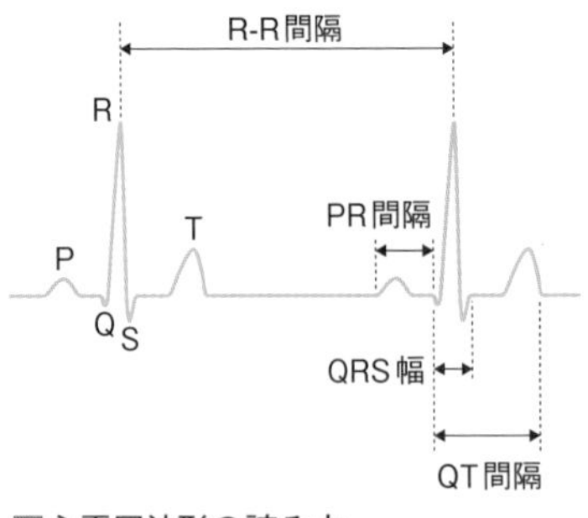

P波：心房の興奮（脱分極）
QRS波：心室の興奮（脱分極）
S波：R波の後に現れる下向きの波
T波：心室の再分極
R-R間隔：心室興奮から次の心室興奮までに要する時間
PR間隔：心房の興奮と心室への伝導にかかる時間
QRS幅：心室の脱分極にかかる時間
QT間隔：心室の脱分極の開始から再分極が終わるまでにかかる時間

■心電図波形の読み方

（文献1を改変）

心電図は、心臓の興奮に伴う体液の電気的変化を体表面の電極から検出する方法である。正常な心臓内の電気的興奮（脱分極）は、右心房起始部に存在する洞房結節のペースメーカー細胞から始まり、心臓全体に伝導される。この際、伝導体として大きな容積を占める心房の興奮および心室の興奮と抑制の伝導が波形として心電図に検出される。

洞房結節から心房〔P波：心房の興奮（脱分極）〕、房室結節（PR間隔：房室結節は伝導速度が遅いためタイムラグが生じる）、ヒス束、プルキンエ線維、心室〔QRS波：心室の興奮（脱分極）〕の順に伝わり、最後に心室の抑制〔T波：心室の抑制（再分極）〕で終わる。特に大きな容積をもつ心室の興奮は、鋭い大きな波形のQRS波として検出される。

以上より、心房の興奮の過程を示すのは選択肢（ア）の『**P波：心房の興奮（脱分極）**』で、正答肢となる。

【引用・参考文献】
1）藤村響男編集責任：愛玩動物看護師必携テキスト．p.41，Gakken，2023.

実問2

B. 動物の形態・機能、生命維持の仕組み

4. 消化器と栄養代謝

犬の臓器のヘマトキシリン・エオジン(HE)染色組織像を示し、その臓器を選択する五肢択一問題

※公開されている国試問題と選択肢を確認して解説をお読み下さい。

※国試の設問の選択肢は青文字に、正答肢は**太字**にしている。

解説

設問の写真は典型的な肝臓の組織像であり、正答肢は『**肝臓**』となる。

肝臓組織はグリソン鞘により六角形の肝小葉に分けられている。肝小葉の中心には1本の中心静脈(設問の写真の中央部の空隙)があり、六角形の各頂点に肝三つ組と呼ばれる小葉間動・静脈、小葉間胆管の3種類の管が集合している。肝三つ組から中心静脈に向かって並んで肝細胞が配列している。整列した肝細胞の側面には類洞と呼ばれる毛細血管が通り、中心静脈に集合している。注意すべき点は、六角形各頂点の肝三つ組は必ずしも明瞭ではなく、肝小葉に2～4個しか確認できないこともある。

中心静脈：腹部大静脈に集合する。

小葉間動脈：固有肝動脈からの動脈血を受け、肝小葉内の類洞を通過し中心静脈に至る。

小葉間静脈：門脈からの静脈血を受け、肝小葉内の類洞を通過し中心静脈に至る。

小葉間胆管：毛細胆管から胆汁を受け、胆嚢へ胆汁を輸送する。

その他の選択肢には副腎、腎臓、肺、精巣があった。

【引用・参考文献】

1) カラーアトラス獣医解剖学編集委員会監訳：カラーアトラス獣医解剖学 増補改訂版 上巻. p.392, チクサン出版社, 2010.

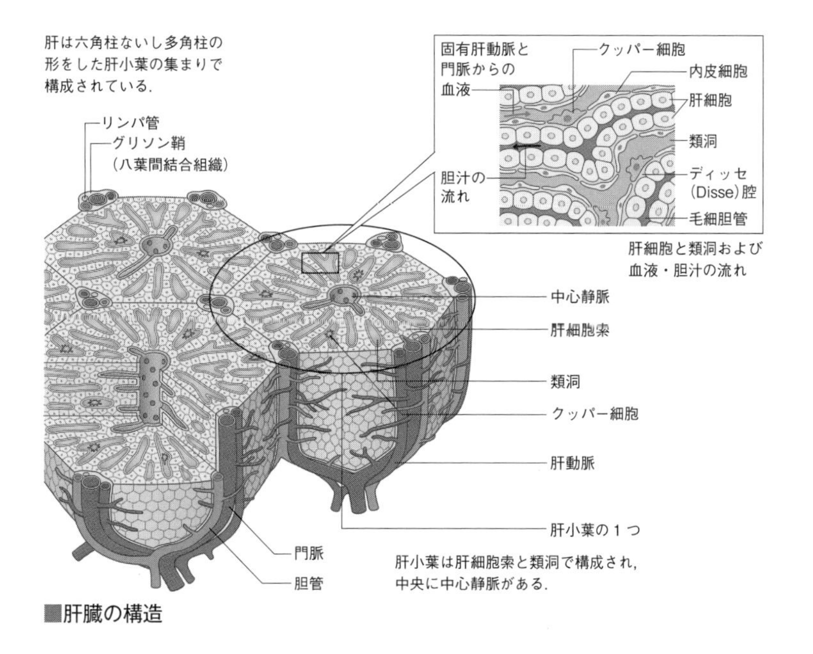

■肝臓の構造

実問3

B. 動物の形態・機能、生命維持の仕組み
4. 消化器と栄養代謝

犬の臓器の写真を示し、矢印が示す部位の記述で正しい内容を選択する五肢択一問題

※公開されている国試問題と選択肢を確認して解説をお読み下さい。

※国試の設問の選択肢は青文字に、正答肢は**太字**にしている。

解説

設問の写真の赤黒い臓器は肝臓の肉眼像であり、矢印は胆嚢を示している。

肝臓は分葉しており、動物種によってその数は異なる。犬の肝臓は6葉に分かれており、左から左葉、内側左葉、方形葉、内側右葉、右葉、尾状葉と並ぶ。その中心である方形葉（設問の写真上では胆嚢の上部にみえる小さい葉）と内側右葉（設問の写真上では胆嚢の右側にみえる小さい葉）の間に胆嚢が存在している。したがって、「外側左葉と内側左葉の間に位置する」は誤りである。

胆嚢は、肝臓で生成された胆汁を貯留しており、食物の摂取などの刺激で胆嚢が収縮し、胆管を介し胆汁を十二指腸に分泌する。したがって、『**胆汁を貯留する**』は正しく、正答肢となる。

迷走神経は胆嚢を収縮し、胆管の開口部を弛緩させることで分泌を促進する。したがって、「迷走神経の亢進により弛緩する」は誤りである。

胆汁の主成分は、脂質の吸収を助ける胆汁酸やコレステロール、胆汁色素、重炭酸イオン（HCO_3^-）である。したがって、「脂肪分解酵素を分泌する」は誤りである。

犬では胆管の開口する部位が膵管の開口部と近接しているが、合流はしない。したがって、「膵管と直接つながる」は誤りである。猫など一部の動物では、胆管と膵管が開口部付近で合流し、膵胆管となっている。

【引用・参考文献】
1）藤村響男編集責任：愛玩動物看護師必携テキスト．p.52，Gakken，2023.

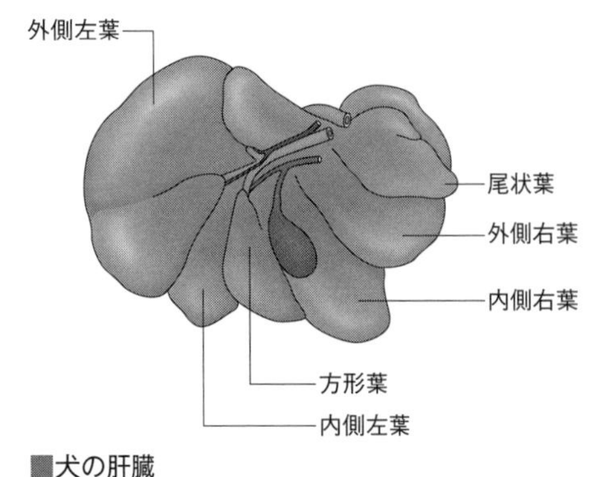

■犬の肝臓

実問4

B. 動物の形態・機能、生命維持の仕組み
7. 脳と神経

図で神経組織におけるニューロンを示し、シナプスがどれかを選択する五肢択一問題

※公開されている国試問題と選択肢を確認して解説をお読み下さい。

※国試の設問の選択肢は青文字に、正答肢は**太字**にしている。

解説

樹状突起：細胞体から伸びる刺激の受容領域
細胞体：情報の統合
軸索：細胞体から伸びる刺激の伝導路
『シナプス』：神経伝達のつなぎ目
細胞体の核：細胞の遺伝情報の源

ニューロン（神経細胞）は、情報を電気的興奮（刺激）として他細胞に伝達することに特化した細胞で、細胞体と樹状突起、軸索で構成される。細胞体は核をもち、周辺に刺激を受容する樹状突起を伸ばしている。

軸索は細胞体から伸びる細長い細胞領域であり、細胞体の細胞膜で発生した活動電位（興奮）は、軸索の細胞膜を伝播（伝導という）する。軸索の末端である軸索終末にまで活動電位が伝導すると、その電気的刺激により神経伝達物質が分泌され、他の細胞へ刺激を伝達する。神経伝達物質が放出され、受容されるごく狭い間隙はシナプスと呼ばれ、この伝達様式をシナプス伝達という。

【引用・参考文献】
1）藤村響男編集責任：愛玩動物看護師必携テキスト．p.69，Gakken，2023.

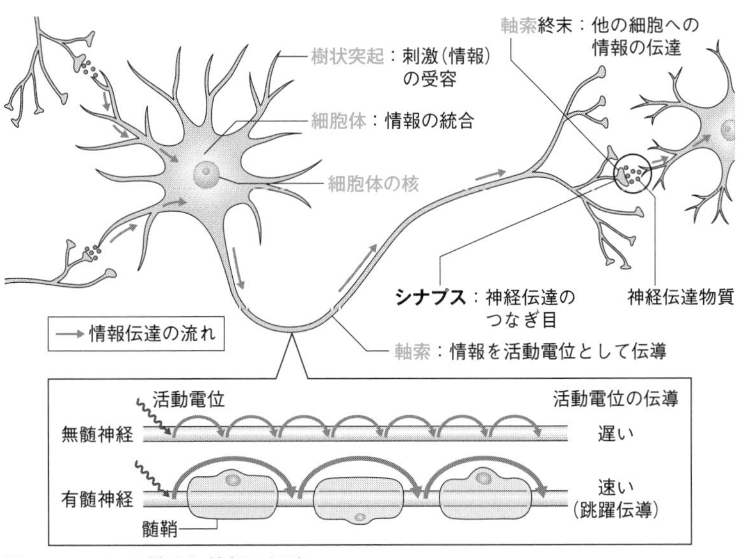

■ニューロンの構成と情報の伝達

（文献1より引用）

実問5

C. 動物の繁殖に関わる形態・機能、遺伝学の基礎知識
2. 性周期と交配

雌犬の腟スメア像を示し、犬の性周期を選択する五肢択一問題

※公開されている国試問題と選択肢を確認して解説をお読み下さい。

※国試の設問の選択肢は青文字に、正答肢は**太字**にしている。

解説

腟内に観察される細胞の様相は性周期（発情周期）によって変化するため、腟内洗浄液の細胞診（腟スメア観察）により、性周期や交配適期を判定することができる。腟スメアの判定は、有核の腟上皮細胞、無核の角化細胞（死んで脱落した腟上皮細胞）や白血球、赤血球の有無、割合によって判定される。

犬の性周期は大きく以下の4つのフェーズに分けられる。

発情前期：腟スメア観察では大小さまざまな腟上皮細胞が主体で、角化細胞と少数の白血球が存在するとともに、発情出血により赤血球も混ざる。卵巣内で卵胞が発達中の時期である。

発情期：腟スメア像は角化細胞が主体で腟上皮細胞が混ざり、白血球、好中球はほとんど存在しない。排卵可能な卵胞からエストロゲンが多量に分泌され、発情行動を惹起し、初期に排卵が起こる。交配適期である。

示された図（写真）で観察される細胞は、均一に染色された無核の角化細胞がほとんどであり、典型的な発情期の腟スメア像である。したがって、正答肢は『**発情期**』となる。

発情休止期（発情後期、偽妊娠）：犬は他の動物種に比べこの期間が長く、発情終了後およそ2か月間続く（妊娠期間とほぼ同様）。排卵後の卵胞が黄体に置換され、黄体からプロゲステロンが分泌されている。腟スメア像では、角化細胞の割合が低下し、少数の赤血球が観察されることもある。

無発情期：発情休止期から発情前期の間の非繁殖期で、卵巣には発達した卵胞や黄体は存在しない。腟スメア像は発情前期に似るが、赤血球や白血球の数は少ない。

【引用・参考文献】
1）藤村響男編集責任：愛玩動物看護師必携テキスト．p.102，Gakken，2023.

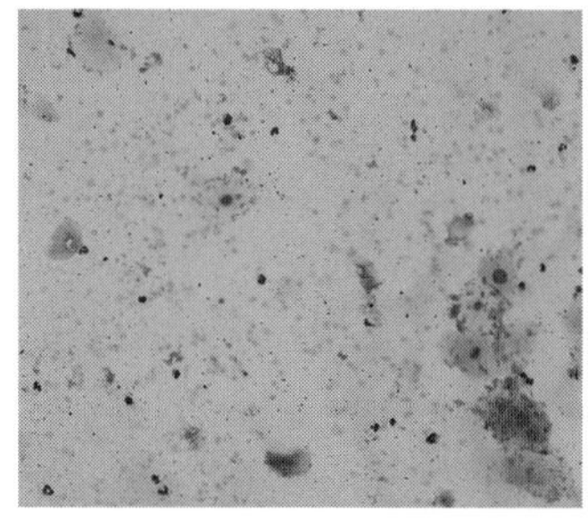

■犬の発情前期の腟スメア像
多数の赤血球，少数の白血球，有核腟上皮細胞，角化腟上皮細胞が認められる．

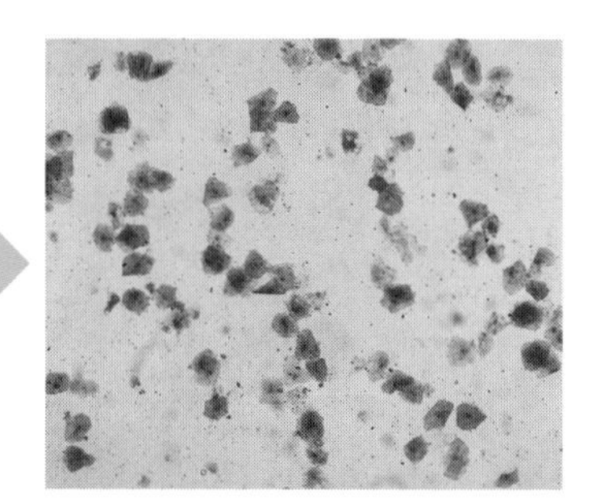

■犬の発情期の腟スメア像
多数の角化腟上皮細胞が認められる．

（文献1より引用）

実問6

C. 動物の繁殖に関わる形態・機能、遺伝学の基礎知識
1. 生殖器

犬の妊娠期および性周期の血中ホルモン濃度を図示し、ホルモンの種類を選択する五肢択一問題

※公開されている国試問題と選択肢を確認して解説をお読み下さい。

※国試の設問の選択肢は青文字に、正答肢は**太字**にしている。

解説

プロゲステロンは黄体から分泌され、妊娠の成立と維持に必須のステロイドホルモンである。黄体は排卵後の卵胞が置換し形成され、妊娠が成立しない場合、性周期の黄体期に至る。妊娠すると、下垂体前葉のプロラクチンや胎盤性ラクトゲンの作用により黄体は活性化し、プロゲステロンをさらに盛んに分泌するようになる。

犬は妊娠に至らない正常な状態でも黄体が活性化、プロゲステロンが盛んに分泌され、妊娠期間と同じおよそ2か月間の長い黄体期が形成される。この状態は生理的偽妊娠と呼ばれ、乳腺発達や乳汁分泌、営巣行動など妊娠期のような徴候を示す。

本問に示されたグラフでは、性周期と妊娠期でともにホルモン分泌が劇的に増加している。妊娠期に増加するホルモンはプロゲステロンであり、また、犬では非妊娠期でも黄体が活性化する。したがって、正答肢は『**プロゲステロン**』となる。

エストロゲンは、卵巣の卵胞から分泌されるいわゆる女性ホルモンである。排卵前に盛んに分泌され、発情を誘起する。

テストステロンは、精巣から分泌されるいわゆる男性ホルモンである。

アルドステロンは、鉱質コルチコイドと呼ばれ、副腎皮質から分泌される。腎臓の尿細管における水再吸収とナトリウムイオン再吸収、カリウムイオン分泌を調節する。

コルチコステロンは、副腎皮質から分泌されるステロイドホルモンで、糖質コルチコイドの一種である。ストレスなどの刺激に応答して分泌され、栄養代謝などを調節する。

【引用・参考文献】
1）藤村響男編集責任：愛玩動物看護師必携テキスト．p.99，Gakken，2023.

図で犬の表情を示し、攻撃性と恐怖心が最も高いものを問う五肢択一問題

※公開されている国試問題と選択肢を確認して解説をお読み下さい。

※国試の設問の選択肢は青文字に、正答肢は**太字**にしている。

解説

犬が気持ちを表現する方法の1つとして顔の表情の変化がある。

攻撃性を示す場合、耳を前に向けた状態で顔をこわばらせる。このとき犬歯を見せるように口角を引く。

一方、恐怖を感じると、耳を後ろに引き、立耳の犬では後ろ方向に寝かせることもある。攻撃的な表情と異なり、歯は見せずに口を閉じ、場合によってはやや口角が下がったように見える。恐怖が原因で攻撃的になっている犬の表情は、それらが合わさったものとなる。その恐怖と攻撃性が強い場合、耳を倒し、ややうつむき加減で歯をむき出す表情を示す。よって、それが一番読み取れる**③**が正答肢となる。

なお、①は耳が前に向いた状態で口角を上げ、歯を見せつけているため、強い攻撃性（恐怖はないか弱い）を、②は耳が前に向いた状態で口を閉じているため、平常状態を、④は耳を後ろに引き（倒し）、閉じた口の口角がやや下がっているため、強い恐怖を、⑤は耳が前に向いた状態で口を開けているが、歯を見せつけるようではなくやや口角も下がっているため、攻撃性と恐怖が軽度に入り混じった状態をそれぞれ示す。

実問8　E. 栄養素と代謝、栄養とライフステージ・疾患、療法食

トウモロコシの写真を示し、動物飼料の原材料に関する記述として誤っているものを選択する五肢択一問題

※公開されている国試問題と選択肢を確認して解説をお読み下さい。

※国試の設問の選択肢は青文字に、正答肢は**太字**にしている。

解説

図は、家畜の濃厚飼料として世界的に用いられているトウモロコシである。また、トウモロコシは、大豆、コメ、小麦などと並ぶ世界的に主要な食糧穀物である。

2018～2020年度における世界のトウモロコシの生産は、米国、中国、ブラジル、アルゼンチンの4か国で約7割を占めており（USDA*資料）、ブラジルが主な生産国のひとつである。

2020年の世界におけるトウモロコシの用途は63％が飼料用、24％が食用で、13％がバイオエタノールの原料としても使われている。最大の用途は家畜用飼料である。

また、アフリカではトウモロコシ総消費量の6割以上が食用に用いられており、人口増加に伴って消費量も増加している。

2021年度の日本における飼料用トウモロコシ生産量が6,500トン程度であるのに対して、輸入量は1,142万トンであり、大部分を輸入に頼っている（農林水産省資料）。乳用牛および肉用繁殖牛では飼料の約50％が濃厚飼料となる。また、肥育牛では約90％、養豚・養鶏では給餌量の100％を濃厚飼料が占める。2021年度の濃厚飼料自給率は13％であり、輸入飼料（87％）のおよそ半分はトウモロコシである。

したがって、『**日本は消費量の約90％を国内で栽培している**』は誤りであり、正答肢となる。主な輸入先は米国とブラジルである。

＊USDA：United States Department of Agriculture，米国農務省

【引用・参考文献】

1）USDA PSD Online data.
https://apps.fas.usda.gov/psdonline/app/index.html#/app/downloads より2023年4月17日検索.

実問9

E. 栄養素と代謝、栄養とライフステージ・疾患、療法食
3. フードと栄養指導

犬が摂食すると嘔吐や下痢などの消化器症状を引きおこす果実の写真を示し、その原因となる成分を選択する五肢択一問題

※公開されている国試問題と選択肢を確認して解説をお読み下さい。

※国試の設問の選択肢は青文字に、正答肢は**太字**にしている。

解説

写真はアボカドである。アボカドにはペルセイトール（ペルシン）が含まれており、胃腸障害などを引き起こす可能性がある。しかし、アボカドは明確に犬にとって毒であるとはいいきれず、本問は不適切な問題の可能性がある。

テトロドトキシンはフグ毒である。

フラクトオリゴ糖は善玉菌を助けるオリゴ糖で、毒性はない。

テオブロミンはチョコレートなどに含まれる。

キシリトールは人間用のガムや歯磨き粉などに含まれる。

したがって、アボカドに含まれる消化器症状を引きおこす成分は『**ペルセイトール（ペルシン）**』で、正答肢となる。

【引用・参考文献】
1）藤村響男編集責任：愛玩動物看護師必携テキスト．p.150，592，Gakken，2023.

実問10

E. 栄養素と代謝、栄養とライフステージ・疾患、療法食
5. 強制給餌と経管・静脈栄養法

猫にチューブを設置して鼻からの給餌を行っている写真を示し、チューブの設置について誤っているものを選択する五肢択一問題

※公開されている国試問題と選択肢を確認して解説をお読み下さい。

※国試の設問の選択肢は青文字に、正答肢は**太字**にしている。

解説

写真は経鼻食道チューブを示している。これは鼻から細いチューブを入れ、先端を食道に設置しているチューブであり、食欲不振などの猫に流動食などを給餌するために使用される。

基本的には設置に全身麻酔が不要であり、鎮静処置が必要な個体もいるが、局所麻酔のみで設置できることが多く、最も簡便な栄養チューブである（設置に局所麻酔を適用する）。しかし、長期の設置には向いておらず、短期使用に適している（短期間の栄養給与に適している）。

鼻から入れるため、使用できるチューブの径は細く、食事も流動性が高いもののみ投与可能である（使用できるチューブの径が細い）。

なお、食道に設置しているため、嘔吐や吐出が生じると吐き出されてしまうことがある。さらに、チューブの設置位置によっては、胃酸の逆流から逆流性食道炎などを起こす可能性がある（適切に設置しないと刺激による食道炎をおこす可能性がある）。

したがって、誤っているものは『**持続的な嘔吐や吐出があっても設置できる**』で、正答肢となる。持続的な嘔吐や吐出はチューブの吐き出しにつながってしまうため、適応にならない。その場合は胃ろうチューブなどの設置を検討する。

【引用・参考文献】
1）藤村響男編集責任：愛玩動物看護師必携テキスト．p.161，162，378，611，Gakken，2023.

実問11　F. 動物の種類・歴史、飼養管理法

写真の動物の特徴でないものを選択する五肢択一問題

※公開されている国試問題と選択肢を確認して解説をお読み下さい。

※国試の設問の選択肢は青文字に、正答肢は**太字**にしている。

解説

写真の動物はハムスターである。ハムスターは雑食性であり、植物の葉、茎、根、実、種子や昆虫などを食べるが、やや草食に近い食性である（雑食性である）。口腔内には採食した食べ物を一時的に貯蔵できる頬袋が存在し、食べ物の運搬などに利用する（頬袋がある）。また、消化器官の特徴として、胃は微生物発酵を行う前胃と化学的消化を行う後胃に機能的に分かれている（胃が２つある）。

ハムスターは、縄張りの主張や繁殖期の臭い付けのために、臭腺という器官から粘性の分泌物を出す（臭腺を有する）。なお、臭腺の解剖学的位置は腰背部や腹部、口角部など種類により異なる。

一方、ハムスターは夜行性である。自然界では日中に活動することが多い捕食動物を避けるため、夕方や明け方に活動する。したがって、『**昼行性である**』は誤りであり、正答肢となる。

【引用・参考文献】
1）霍野晋吉：エキゾチックアニマルの栄養学 ― 3.ハムスター．ペット栄養学会誌 18 (2)：113-116，2015.

実問12

T. 愛玩動物と使役動物の歴史・品種・役割、適切な飼養管理方法
1. 歴史、品種

写真に示した犬種に関する記述で正しい2つの組合せを選択する五肢択一問題

※公開されている国試問題と選択肢を確認して解説をお読み下さい。

※国試の設問の選択肢は青文字に、正答肢は**太字**にしている。

解説

写真の犬はパグである。パグは中国原産の犬で、マスティフが小型化したものが祖先とされている（中国原産と言われている）。したがって、正しい。

自己免疫性疾患と考えられている壊死性髄膜脳炎は、はじめにパグで報告されたことから、パグ脳炎と呼ばれていた（特徴的な髄膜脳炎が最初にみつかった）。現在はマルチーズやポメラニアン、シー・ズーなどパグ以外の犬種も罹患することが報告されている。病変部位により異なるが、てんかん発作、視覚障害、ヘッドプレッシング、旋回などの症状を呈する。したがって、正しい。

シープドッグやコリー、ウェルシュコーギーなどが牧羊犬として使用される品種である（牧羊犬として用いられている）。したがって、誤りである。

また、土佐犬、アメリカン・ピット・ブル・テリア、ナポリタン・マスティフなどは闘犬として開発された犬種である（闘犬として作出された）。したがって、誤りである。

ベドリントン・テリアやウエスト・ハイランド・ホワイト・テリアは、遺伝的に銅が肝臓に蓄積しやすい個体がいることが知られており、その場合銅蓄積による肝機能障害が起こりやすい（銅中毒がおこりやすい）。したがって、誤りである。

よって、正答肢は『**中国原産と言われている**』、『**特徴的な髄膜脳炎が最初にみつかった**』の2つの組合せである。

【引用・参考文献】
1）日本獣医内科学アカデミー編：第7章 内分泌・代謝性疾患，微量元素の代謝異常．獣医内科学 第3版，p.347-348，文永堂出版，2018.
2）日本獣医内科学アカデミー編：第8章 神経疾患，脳の疾患．獣医内科学 第3版，p.379，文永堂出版，2018.

実問13

F. 動物の種類・歴史、飼養管理法

2. 産業動物

図で動物の消化管を示し、その動物名を選択する五肢択一問題

※公開されている国試問題と選択肢を確認して解説をお読み下さい。

※本問は不適問題であるため、選択肢すべてを青文字としている。

解説

図の胃を示す引き出し線は複胃を示していることが推察され、動物は「牛」と答えるのが妥当である。

しかし、示された図だけでは頭側に描かれている胃（第二胃）を肝臓と誤認してもおかしくなく、また、牛の特徴である円盤結腸は豚の円錐結腸との区別が困難である。

したがって、右側面だけでなく、横断面もしくは腹側面像の提示も必要であったと考えられ、不適問題であると判断される。

ただし、腰角（骨盤の先端部分）から尾部の構造など消化管以外の情報からも動物種は推測でき、牛を選択することは難しくない。

牛などの反芻動物は胃を4つもつ複胃動物である。特に第一胃（ルーメン）が大きく、腹腔左側の大部分を占める。第二胃は頭側に、第三、四胃は右側前方に位置する。ルーメン内では微生物の作用により食物の難溶性物質を発酵し、栄養素に変換している。

なお、「馬」、「豚」、「犬」、「猫」は単胃動物である。

公式の正答『牛』、本書の見解：不適問題

【引用・参考文献】

1）カラーアトラス獣医解剖学編集委員会監訳：カラーアトラス獣医解剖学 増補改訂版 上巻．p.372，チクサン出版社，2010.

2）藤村響男編集責任：愛玩動物看護師必携テキスト．p.180，Gakken，2023.

実問14

T. 愛玩動物と使役動物の歴史・品種・役割、適切な飼養管理方法
2. 使役動物

ある法律の啓発を目的としたマークを示し、この法律を選択する五肢択一問題

※公開されている国試問題と選択肢を確認して解説をお読み下さい。

※国試の設問の選択肢は青文字に、正答肢は**太字**にしている。

解説

厚生労働省では、補助犬ユーザーと補助犬がどこでも一緒に活動できる社会を築くために、補助犬のことを国民に広く理解を促すことを目的として、「ほじょ犬」マークを作成し、ホームページなどで周知している。

以上から、正答肢は『**身体障害者補助犬法**』となる。

その他の選択肢として「動物の愛護及び管理に関する法律」、「絶滅のおそれのある野生動植物の種の保存に関する法律」、「狂犬病予防法」、「特定外来生物による生態系等に係る被害の防止に関する法律」があった。

【引用・参考文献】
1）藤村響男編集責任：愛玩動物看護師必携テキスト．p.652，Gakken，2023.

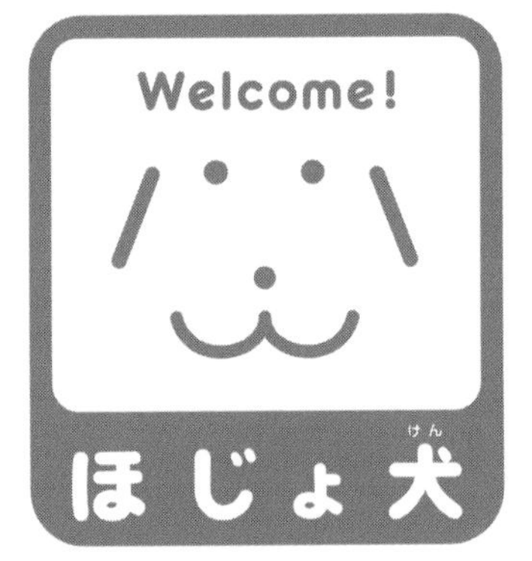

■ほじょ犬マーク
（厚生労働省：ほじょ犬マークとは
https://www.mhlw.go.jp/stf/newpage_15684.html
より2022年8月12日検索）

実問15

K. 薬物の体内動態・作用機序、治療、副作用
2. 愛玩動物看護師による薬物の取扱い

8kgの犬に写真〔プリンペラン（メトクロプラミド）〕の注射液を0.2mg/kgで投薬する際の投与量を選択する五肢択一問題

※公開されている国試問題と選択肢を確認して解説をお読み下さい。

※国試の設問の選択肢は青文字に、正答肢は**太字**にしている。

解説

注射薬の投与量を計算する問題である。0.2mg/kgが投与量で、体重は8kgである。体重1kgあたり0.2mgが必要となるため、8kgでは0.2mg × 8kgで、1.6mgが必要な投与量である。

写真の薬剤は10mg/2mLと記載があるため、2mL中に10mgの薬剤が含まれている。計算を簡単にするため、1mL中に換算すると、1mL中に5mgの薬液が含まれていることになる（5mg/mL）。必要な薬剤量は1.6mgであるため、必要な投与量（mL）は1.6mg ÷ 5mg/mL = 0.32mLとなり、正答肢は『**0.32mL**』となる。

なお、こういった薬剤の計算の際は、薬液の量を1/10にして考えると間違いが少ない。今回の設問で考えると、薬液は5mg/mLであるため、0.1mL中に0.5mgの薬剤が含まれる。そのため、必要量である1.6mgはおよそ0.3mLちょっとであるとわかる。こうしてダブルチェックすることでミスを減らすことができる。

その他の選択肢として0.16mL、0.64mL、0.8mL、1.28mLがあった。

【引用・参考文献】
1）藤村響男編集責任：愛玩動物看護師必携テキスト．p.276，Gakken，2023.

実問16

図で犬糸状虫の生活環を示し、寄生虫予防薬の一般的な作用箇所を選択する五肢択一問題

※公開されている国試問題と選択肢を確認して解説をお読み下さい。

※本文では国試の正答肢のみ**太字**にしている。

解説

犬糸状虫の生活環を理解したうえで、犬糸状虫症の予防薬の使用を問うものである。

予防薬は蚊から犬体内に侵入した移行幼虫の殺滅を目的としており、定期投与が行われる。予防薬の投与は蚊が発生する期間の前後1か月を含めて行う。ミクロフィラリア陽性犬では投与により副作用が現れることがあるため、投与前に成虫およびミクロフィラリアが陰性であることを確認する。

以上より、蚊から犬体内に侵入した幼虫の時期を示す『**①ア**』が一般的な作用箇所であり、正答肢となる。

加えて、駆虫薬についても理解しておきたい。駆虫薬の作用箇所は成虫とミクロフィラリアがある。成虫を作用箇所とした駆虫薬の場合、駆虫された成虫虫体は肺動脈に栓塞し、やがて器質化する。多数栓塞すると、発咳、発熱、呼吸困難、喀血などの症状を呈し、感染していた犬の生命に危険が伴う。少なくとも駆虫後1か月は安静にする。血流中のミクロフィラリアを作用箇所とした駆虫薬の場合、原則として成虫の駆除後に行う。薬剤投与後にミクロフィラリアの死滅に起因する種々の副作用（食欲不振、流涎、嘔吐、沈うつ、ショックなど）の発生が問題となる。

実問17

L. 微生物や寄生虫の分類・生物学的特性・伝播様式、感染症の発病メカニズム・検査法・診断法・予防法・治療法、衛生管理、感染防御に関わる免疫学の基礎
2. 微生物検査

写真で市販の犬パルボウイルス抗原検査キットで得られた結果を示し、その原理を選択する五肢択一問題

※公開されている国試問題と選択肢を確認して解説をお読み下さい。

※国試の設問の選択肢は青文字に、正答肢は**太字**にしている。

解説

設問の写真は、Sample部分に検体液を滴下し、その液中の抗原の有無を膜上のバンドの呈色により判定する検査キットである。

ELISA法とは、特異的な抗原-抗体反応を、酵素を利用した呈色反応により検出・定量する方法である。プラスチックの96穴マイクロプレートを用いて行われる。

イムノクロマトグラフィー法は、検体と標識抗体の複合体を膜上に滴下すると膜上を移動し、膜上にあらかじめ準備された抗体と結合し、呈色が目視で可能となる。犬・猫の各種ウイルス、犬糸状虫、犬のエキノコックス、鶏のインフルエンザウイルスの簡易診断キットとして市販されている。

免疫沈降法とは、抗原と抗体の親和性を利用して、溶液中から抗原を特異的に分離させる方法である。分離した抗原は、アクリルアミドゲル電気泳動やウエスタンブロットにより検出するが、手技が煩雑であるため、微生物の検出のために日常的に用いられるものではない。

ポリメラーゼ連鎖反応（PCR法）は、検出したい微生物の特定の遺伝子配列を増幅し、検出する方法である。

ラテックス凝集反応には、ラテックス粒子に抗原を結合させ抗体を検出する方法と、抗体を結合させ抗原を検出する方法があり、いずれもラテックスビーズの凝集により判定する。

以上より、正答肢は『**イムノクロマトグラフィー法**』となる。

【引用・参考文献】
1）藤村響男編集責任：愛玩動物看護師必携テキスト．p.318-319，Gakken，2023.
2）明石博臣：動物の感染症 第4版．p.37-40，近代出版，2019.

実問18

N. 内科診療の補助に必要な知識
8. X線検査・CT・MRIに関わる技術

写真で胸水が貯留した猫の胸部X線撮影側方像を示し、矢印で示した臓器を選択する五肢択一問題

※公開されている国試問題と選択肢を確認して解説をお読み下さい。

※国試の設問の選択肢は青文字に、正答肢は**太字**にしている。

解説

胸腔内の臓器の位置関係を問う設問である。このような画像問題を解く場合には、通常は出題者の意図として、重要な情報は必ず画像の中心に集中していることを念頭におくことが重要である。

写真の赤い矢印が示す臓器について、各選択肢をみていく。

食道は、解剖学的にいえば食道は頸部で気管の左背外側に沿って走行している。食道は胸部になると心基底部あたりで気管と離れて（気管が分岐する）胸郭のほぼ真ん中を通過して横隔膜を貫通して腹腔内へ入る。このため、心臓の背側から横隔膜にかけて見えるわずかに白いライン（赤い破線内）が食道である。

胃は、基本的に横隔膜ラインより尾側（右側）の腹腔内臓器であるため、ヘルニアなどがなければ胸郭内に見えることはない。

小腸は、胃よりもさらに尾側にあるため、本画像では確認することはできない。

喉頭は、文字のとおり喉（のど）であることから胸部より頭側（左側）に位置し、小腸同様に本画像では確認することができない。

気管は、食道と同様に頸部から胸郭の中心を走行するものであり、おそらく出題者の意図は、食道と気管のどちらかで迷わせようとしていると考えられる。

気管と食道の区別は基本的にその機能または構造による。気管は空気の通り道であり、内部は空気・空洞であるため、X線画像では気管の内部は黒く描出される。さらに気管は胸郭内で気管支に枝分かれすることも、判断の根拠になりうる。

一方、食道は食物を運搬するための臓器であり、通常は内腔が潰れ、ガスが溜まっているなどの異常な状態でない限り、ただ1本の白い索状に描出されるため、気管との区別が容易である。

さらに、本問は“胸水が貯留した”と特殊な状況のX線画像に関する設問となっている。胸腔内に水が貯留することでX線画像は空気を含まない臓器のコントラストがつきにくくなる（境界が不明瞭になる）。実際に心臓を見てみると、通常のX線画像であれば心臓のシルエットがはっきり見えるが、この画像では不明瞭である。

胸水が貯留した状況下では“空気を含まない食道も同様に見えにくくなる”という前提条件（ヒント？）が与えられていることからも、気管と食道を区別させたい出題者の意図が透けて見える。

以上より、正答肢は『**気管**』となる。

【引用・参考文献】
1）藤村響男編集責任：愛玩動物看護師必携テキスト．p.395，Gakken，2023.

実問19

L. 微生物や寄生虫の分類・生物学的特性・伝播様式、感染症の発病メカニズム・検査法・診断法・予防法・治療法、衛生管理、感染防御に関わる免疫学の基礎

3. 寄生虫の分類・特徴

成犬から検出された外部寄生虫の写真を示し、この寄生虫に関して誤っている内容を選択する五肢択一問題

※公開されている国試問題と選択肢を確認して解説をお読み下さい。

※国試の設問の選択肢は青文字に、正答肢は**太字**にしている。

解説

外部寄生虫の形態的特徴を理解しているかを問うものである。

本問の写真は少々暗いが、頭部、胸部、腹部の3部に分かれ、胸部、腹部に節があることから、昆虫類に分類できる。次に、翅はなく、体は左右に扁平で体表に剛毛を有し、第3脚が大きく発達している。さらに、腹部に血のような赤い腸内容物と卵が観察されるなどの特徴から、ノミであることが判断できる。

ノミ類は完全変態の昆虫で、卵→幼虫→さなぎ→成虫の生活環をとる。成虫のみが恒温動物に寄生して吸血し、宿主に貧血をおこすことがある。なお、宿主特異性は低い。

ネコノミとイヌノミでは、直接的な刺咬による強い瘙痒と、刺咬によりアレルギー性皮膚炎をおこすことがある。

「バベシア原虫を媒介する」は、マダニに関する記述であり、誤りである。外部寄生虫である節足動物の主なものは、昆虫類およびダニ類があるので区別したい。

昆虫類の成虫の体は原則として「頭部」「胸部」「腹部」の3部に分かれる。頭部には触角があり、眼は複眼と単眼を有する。口器は食性の違いにより「かむ」型、「なめる」型、「吸う」型など違いがある。胸部は3環節からなり、「3対の脚」を有する。腹部は12節からなるのが原則である。

ダニ類の特徴は、扁平な楕円形〜卵円形で、節足動物のなかでも体節が少なく、頭部・胸部・腹部が融合して「胴体部」を形成している。胴体部の前方には口器構造の「顎体部」があり、一般に胴体部から明瞭に区別できる。触角はなく、眼は単眼もしくはないものがある。成虫、若虫では「4対の脚」を、幼虫では「3対の脚」を有している。

以上より、『**バベシア原虫を媒介する**』が誤りであり、正答肢となる。

【引用・参考文献】

1）藤村響男編集責任：愛玩動物看護師必携テキスト．p.328，Gakken，2023.

実問20

N. 内科診療の補助に必要な知識
2. 診療補助に必要な技術

写真で器具を提示し、矢印の指し示す部分の名称を選択する五肢択一問題

※公開されている国試問題と選択肢を確認して解説をお読み下さい。

※国試の設問の選択肢は青文字に、正答肢は**太字**にしている。

解説

写真の器具は聴診器であり、各部位の名称は下図のとおりである。

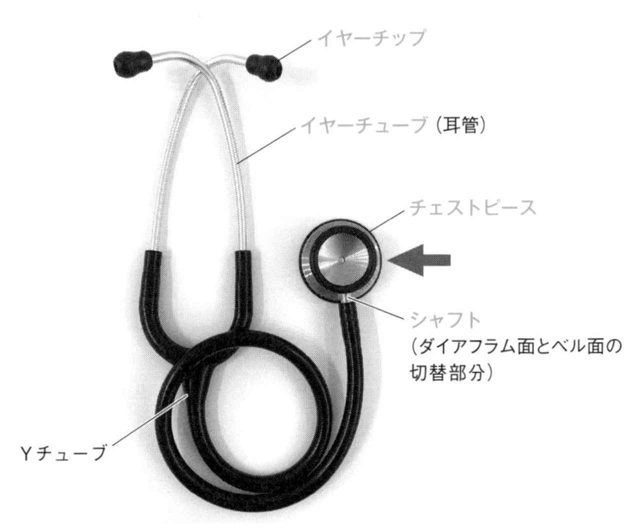

■聴診器

図の矢印で示す部分は『**チェストピース**』で、正答肢となる。なお、チェストピース以外の部分をまとめてバイノーラルと呼ぶ。また選択肢のチェストカバーと呼ばれる箇所はない。

写真の器具の用途を選択する五肢択一問題

※公開されている国試問題と選択肢を確認して解説をお読み下さい。

※国試の設問の選択肢は青文字に、正答肢は**太字**にしている。

解説

写真の器具は加圧バッグである。加圧バッグは輸液バッグを手動で加圧し、皮下補液などを行う。輸液バッグを輸液台に固定するためのフックがついており、手動で加圧するための送気球が輸液バッグを加圧する部分とチューブを介してつながっている。また、チューブの途中に圧力を示す圧力ゲージがついている。

したがって、正答肢は『**輸液バッグの加圧**』となる。

「血圧の測定」は、腕や尾に巻きつけて行うため誤りであり、「気管チューブのカフ圧測定」は、測定のために目盛りが必要なこと、カフにつなげるチューブが必要なことから誤りである。

「輸液剤の保温」には、送気球は不要で電源が別途必要であるため誤りである。

「駆血」は、単純にチューブとチューブを固定するパーツのみで使用できるため、送気球などは不要であるため誤りである。

【引用・参考文献】

1）藤村響男編集責任：愛玩動物看護師必携テキスト．p.457，Gakken，2023.

実問22

N. 内科診療の補助に必要な知識
3. 検査・処置に必要な技術

写真の器具の名称を選択する五肢択一問題

※公開されている国試問題と選択肢を確認して解説をお読み下さい。

※国試の設問の選択肢は青文字に、正答肢は**太字**にしている。

解説

写真は翼状針を示している。翼状針には針とその横にプラスチック製の翼がついている。翼の部分を持って刺すことができ、刺した後は翼の部分を使って固定することが可能である。針からはチューブがつながっており、動きやすい部位であっても安定して刺した状態を保つことができるため、獣医療領域では皮下補液によく用いられる。したがって、正答肢は『**翼状針**』となる。

「三方活栓」は2つのメスと1つのオスアダプターがついたもので、コックがついており、メス側からの流路を切り替えることができる。

「生検針」は、針の部分が長く、チューブは付属しない。また、針は組織を得るために太い。

「留置針」は、プラスチック製の外套と金属の内套からなる針で、血管内に外套のみを残し、輸液などを行うための針であり、こちらもチューブは付属しない。

「マイクロチップ・インジェクター」は、マイクロチップを挿入するための針であり、マイクロチップを挿入するために太い針がついており、チューブは付属しない。

【引用・参考文献】
1）藤村響男編集責任：愛玩動物看護師必携テキスト. p.384, Gakken, 2023.

実問23

N. 内科診療の補助に必要な知識
5. 輸液に関わる技術

輸液ラインの図を示し、矢印の部位の名称を選択する五肢択一問題

※公開されている国試問題と選択肢を確認して解説をお読み下さい。

※国試の設問の選択肢は青文字に、正答肢は**太字**にしている。

解説

図の矢印で示す部分は輸液ラインのうち、クレンメを示している。輸液バッグと輸液ラインを接続すると、点滴筒と呼ばれる部位に輸液をためておくことで、輸液中に空気が入ることを防ぐことができる。また、図では輸液セットと翼状針が接続されているが、接続部をコネクターと呼ぶ。

輸液の流量や、輸液を止めたいときに使用するのが図の矢印部分のクレンメ（クランプ）で、ここを絞ることで輸液量を減らすことや、輸液を完全にストップすることができる。したがって、矢印の部位の名称は『**クレンメ**』で、正答肢となる。

その他の選択肢として、「コネクター」、「点滴筒」、「チューブ」、「カフ」があった。

【引用・参考文献】
1）藤村響男編集責任：愛玩動物看護師必携テキスト．p.386，Gakken，2023.

実問24

L. 微生物や寄生虫の分類・生物学的特性・伝播様式、感染症の発病メカニズム・検査法・診断法・予防法・治療法、衛生管理、感染防御に関わる免疫学の基礎

3. 寄生虫の分類・特徴

写真で犬の心臓の横断を示し、心室内にみられる寄生虫の媒介生物を選択する五肢択一問題

※公開されている国試問題と選択肢を確認して解説をお読み下さい。

※国試の設問の選択肢は青文字に、正答肢は**太字**にしている。

解説

心臓の形態的な特徴の理解と犬糸状虫の生活環の理解を問うものである。

犬の心臓を「横断」、「心室内」とあることから、左右心室の特徴を確認する。

右心室は全身から右心房を経て戻った血液を肺に送り、左心室は肺から左心房を経てきた血液を全身に送り出す働きがある。左心室は全身に血液を送り出すため圧が高く、心臓壁は右心室より厚くなる。

これらの特徴より、写真の心臓横断面は左が右心室、右が左心室となる。

次に、右心室に見られる寄生虫は、乳白色で素麺、糸状の特徴から犬糸状虫の成虫である。犬糸状虫の成虫は肺動脈に寄生するが、寄生している虫体数が多くなると右心室や右心房にも寄生するようになる。このことから、肺動脈弁や三尖弁閉鎖不全の原因にもなる。

犬糸状虫の中間宿主（媒介生物）は、吸血性の蚊類のトウゴウヤブカ、アカイエカ、ヒトスジシマカであることから、写真の寄生虫の媒介生物は『**トウゴウヤブカ**』が正答肢となる。

その他の選択肢として、「ヌカカ」、「センコウヒゼンダニ」、「イヌノミ」、「イヌジラミ」があった。

写真で犬の胸部X線撮影側方像を示し、赤丸で囲んだ臓器を選択する五肢択一問題

※公開されている国試問題と選択肢を確認して解説をお読み下さい。

※国試の設問の選択肢は青文字に、正答肢は**太字**にしている。

解説

胸腔内は背側を椎骨、腹側を胸骨、尾側を横隔膜で囲まれた空間である。胸腔内の多くを肺が占めているが、空気を含んだ正常な肺の実質部分はX線像上では黒く抜けて写るため、胸腔内のバックグラウンドは黒くなり、肺に分布する血管が描出される。

なお、肺は胸膜に包まれた胸膜腔内に存在し、左右は独立している。左右胸膜腔の間には縦隔と呼ばれる領域があり、その中に心臓、胸部気管、食道、大血管、リンパ節などが収まっている。

心臓は、側方像において通常第3～7肋骨の間にあり、心基底部が吻側、心尖部が尾側を向いている。右室の一部が心尖部にかけて胸骨と接している。

よって、図の赤丸で囲んだ臓器は**『心臓』**で、正答肢となる。なお、胃と膀胱は腹腔内臓器であり、横隔膜よりも尾側に存在する。

その他の選択肢には「肺」、「胃」、「脊椎」、「膀胱」があった。

【引用・参考文献】
1）獣医放射線学教育研究会編：第2章 呼吸器．犬と猫のベーシック画像診断学 画像診断の基礎／胸部編，p.159-267，緑書房，2021.

実問26

N. 内科診療の補助に必要な知識
11. 神経学的検査に関わる技術

図で犬の左前肢の甲が台に触れたときに、直ちに足の裏を台に着けるかを調べている検査を示し、その検査が何を評価するためかを選択する五肢択一問題

※公開されている国試問題と選択肢を確認して解説をお読み下さい。

※国試の設問の選択肢は青文字に、正答肢は**太字**にしている。

解説

この図のポイントは、術者が右手で犬の目を隠して視覚を頼りにしないようにしていることと、左前肢が検査により段差を踏み越えている様子である。

神経学的検査とは、椎間板ヘルニアや頭蓋内疾患など神経学的な異常が疑われる動物に対し、その病変の大まかな位置を確認するために行われる検査である。神経学的検査には、視診、触診、姿勢反応、脊髄反射、脳神経などの検査が含まれる。

脊髄反射：脊髄反射の評価は、膝蓋腱反射（膝蓋腱を鉗子や打診槌で打つ。すると大腿四頭筋が収縮して下腿が跳ね上がる）、屈曲・反射（指間をつねるなどの痛み刺激を与え、受けた肢全体が逃れようと体幹に向かって折りたたまれて屈曲する）、肛門反射（肛門を鑷子で軽くつまみ、括約筋の収縮や尾反応を観察する）など、脊髄にある反射中枢を介して起こる反射を利用して行う。

姿勢を制御する機能：姿勢反応とは、起立状態を保つための反応であり、固有位置感覚（肢端部の先を持って反転し、甲側を地面につけナックリングさせる。手を離して元の位置に肢が戻るか評価する）、視覚性踏み直り反応（動物を抱き、動物に段差を視覚で確認させ段差に向けて動物を近づけることで段差を乗り越えようと肢を踏み直す）、触覚性踏み直り反応（動物を抱き、目を塞いで見えないようにし、検査する肢の甲を段差に触れさせることで乗り越えようと踏み直す）などで評価する。

足の痛覚：痛覚の評価は、単純に痛みを加えその反応を評価することである。浅部痛覚は、屈曲反射と同様に指先をつまみ、それに対し鳴いたり噛もうとしたりする忌避反応をするかどうかを評価し（引っ込めるだけだと屈曲反射の可能性もある）、これが認められれば正常であると考える。しかし浅部痛覚の反応がなければ、さらに鉗子などを使用して指全体を強く鉗圧し、忌避するか反応をみる。

関節の可動域：関節の可動域は、それぞれの関節の伸展時から最大の屈曲位に向け屈曲し、その角度をゴニオメーターで測定する。

意識の有無：意識状態・レベルは、正常から、傾眠（刺激がなければ眠る状態。刺激されれば容易に覚醒する）、嗜眠（傾眠よりやや強い意識の混濁があり、強い刺激でなければ覚醒しない）、昏迷（中等度の意識混濁、閉眼、横臥し、強い刺激でなければ覚醒しない）、昏睡（重篤な意識混濁で強い刺激に対してもほとんど反応がない。自発運動はなく、深部腱反射・対光反射なども減弱ないし消失）など、大脳、間脳、脳幹の異常の重症度によって変化する。

以上より、図は目を塞いで左前肢の甲を段差に当てていることから、触覚性踏み直り反応を評価する姿勢反応の検査であり、『**姿勢を制御する機能**』が正答肢となる。

【引用・参考文献】
1）藤村響男編集責任：愛玩動物看護師必携テキスト．p.409，Gakken，2023.

実問27

N. 内科診療の補助に必要な知識
2. 診療補助に必要な技術

写真の検査に関する記述で正しい内容を選択する五肢択一問題

※公開されている国試問題と選択肢を確認して解説をお読み下さい。

※国試の設問の選択肢は青文字に、正答肢は**太字**にしている。

解説

写真は直腸温（体温）の測定をしている場面である。したがって、「呼吸数を測定している」は誤りである。

犬および猫の体温の正常値はおよそ38.0～39.2℃と幅があり、体内の状態や周囲の環境を反映してある程度変動する。したがって、「すべての個体で同一の値を示す」は誤りである。

しかし正常範囲より著しく低い、または高い測定値であれば、何らかの異常がある可能性を考慮する。よって、正答肢は『**測定結果の値は高くても、低くても注意が必要である**』となる。

一方、直腸温の測定により交感神経活性が一時的に亢進し、呼吸数および心拍数の増加、血圧の上昇などを起こすことがあるため、それらの測定は体温測定前に実施すべきである。したがって、「一連の検査の最初に行う」は誤りである。

また、体温計を直腸内に挿入する際に肛門反射が認められることがある。これを観察することが主目的ではないものの、後躯麻痺などの神経症状を示す動物においては重要な所見となる。したがって、「肛門反射の観察を主な目的としている」は誤りである。

【引用・参考文献】
1）日本獣医内科学アカデミー編：第1章 伴侶動物の診療，身体検査．獣医内科学 第3版，p.5-10，文永堂出版，2018.

実問28

O. 外科診療の補助と安全な手術の実施に必要な知識
3. 麻酔

写真で吸入麻酔器の操作部分を示し、矢印で示すボタンの役割を選択する五肢択一問題

※公開されている国試問題と選択肢を確認して解説をお読み下さい。

※国試の設問の選択肢は青文字に、正答肢は**太字**にしている。

解説

麻酔器および呼吸回路の構造を問う問題である。愛玩動物看護師は獣医師の指示のもと麻酔器の操作を行う可能性もあるため、その構造や使用法を熟知しておかなければならない。

まず矢印で示されたボタンの色に注目する。ボタンの上方にあるN_2Oと書かれた三角形は青色、O_2と書かれた三角形は緑色となっている。使用するキャリアガス（麻酔薬を乗せて運ぶガス）を混同しないようにガスの種類ごとに配管の色が、N_2O（笑気または亜酸化窒素）：青色、O_2（酸素）：緑色、空気：黄色、窒素：灰色、吸引チューブ：黒色と決められており、ボタンは緑色であることから「酸素」を調整するボタンであることがわかる。

よって、矢印で示されたボタンが窒素であるとすれば灰色でなければならないため、「麻酔回路内に窒素を送り込む」は誤りである。

「麻酔回路内の二酸化炭素圧を決定する」と「呼気から二酸化炭素を除去する」はともに二酸化炭素についての記載であり、上記の理由から除外できる。さらに二酸化炭素圧が呼気中の二酸化炭素分圧のことなのか何を示すのかが不明であること、呼気から二酸化炭素を除去するものは麻酔回路内のキャニスター内に設置された白色で粒状のソーダライムでありボタンでは操作しないことから、いずれも誤りである。

矢印で示されたボタンが酸素を示す緑色であることから、酸素の調整に関する選択肢「麻酔回路内の酸素圧を調節する」か「麻酔回路内に直接酸素を送り込む」のいずれかが正答肢となる。

「麻酔回路内の酸素圧を調節する」という表現は曖昧であるが、おそらく出題者は酸素流量計（画像内の左側に写る緑の目盛りがついたもの）のことを示していると思われる。よって、誤りである。

矢印で示されたボタンの役割は『**麻酔回路内に直接酸素のみを送り込む**』であり、正答肢となる。酸素を、流量計や気化器を経由せず直接呼吸回路に送るフラッシュボタンであり、ボタンを押している間は約35～75L/分で勢いよく酸素が流れる。これは、リークチェック時、緊急時に呼吸バッグを膨らませたいときや覚醒に向け、回路内の麻酔ガスを追い出したいときに使用する。

しかし、動物の体に麻酔回路が接続されたままフラッシュボタンを押すと、大量の酸素が急激に流れ込むこととなり、動物の肺は破裂するため、必ず動物から回路を外して使用する。

実問29

N. 内科診療の補助に必要な知識
4．投薬にかかわる技術

写真の矢印で示された薬物投与時に通常用いる血管の名称を選択する五肢択一問題

※公開されている国試問題と選択肢を確認して解説をお読み下さい。

※国試の設問の選択肢は青文字に、正答肢は**太字**にしている。

解説

静脈内投与および静脈血採血には、橈側皮静脈、伏在静脈（主に犬）、大腿静脈（主に猫）、頚静脈など目視または触知しやすい静脈が使用される。

写真の矢印は前腕部にある**『橈側皮静脈』**であり、正答肢となる。

なお、「伏在静脈」は後肢の足根関節部より近位（体に近いほう）の外側、大腿静脈は大腿部内側、「頚静脈」は頚部気管から少し外に離れた両側に位置する。「橈側皮静脈」は、留置針を設置して静脈内投与を行う際に通常使用される血管である。しかし、緊急時などで直接静脈内投与する際に、循環血液量の不足により末梢血管が虚脱している場合、超小型または幼若な動物の場合などは、頚静脈を含む他の静脈を使用することがある。

その他の選択肢には「手根静脈」、「上腕静脈」があった。

【引用・参考文献】

1）藤村響男編集責任：愛玩動物看護師必携テキスト．p.440，442，Gakken，2023.

実問30

O. 外科診療の補助と安全な手術の実施に必要な知識
4．術中補助

写真の矢印で示す鉗子の名称を選択する五肢択一問題

※公開されている国試問題と選択肢を確認して解説をお読み下さい。

※国試の設問の選択肢は青文字に、正答肢は**太字**にしている。

解説

器械の名称を問う問題である。鉗子は基本的につかむ作業を担当する器具であり、画像では胆嚢を挟んでいる。

アリス鉗子は、食道や胃、そして腸管などの粘膜や漿膜を把持することができる鉗子である。形状は先端が幅広くなっており、細かい縦溝がついている。この構造により、消化管や腫瘍など脆弱な組織を確実、かつ低侵襲に把持することができる。

さらに、ヒンジより先端部分はペアン鉗子などよりも“薄く”作られているため、組織を強く把持しても鉗子の先端部分がたわみ、組織にかかる負荷を軽減することから、無外傷性鉗子に分類される。

ペアン鉗子は、最も一般的な鉗子である。ペアン鉗子には、先端の把持部に滑り止めの溝があり、血管や組織の把持、縫合時および結紮時の糸の断端の把持、ドレーンやチューブの把持などあらゆる用途に用いられる。

ペアン鉗子と外観はほぼ同じ鉗子にコッヘル鉗子がある。この2種類の違いは、先端の把持部構造とされている。ペアン鉗子の先端には何もなく平らな構造であるが、コッヘル鉗子の先端には鈎の構造がついており、区別が必要となる。多くはこの鈎の構造の有無がペアン鉗子とコッヘル鉗子を区別するといわれるが、無鈎のコッヘル鉗子も存在するため、その区別はあいまいである。

しかし、一般的には無鈎のものをペアン鉗子、有鈎のものをコッヘル鉗子と呼ぶ。

コッヘル鉗子もペアン鉗子と同様に、その主な用途は、皮膚切開後、真皮などの硬い組織にある血管を把持圧迫し出血をコントロールすることである。

なお、コッヘル鉗子の先端には鈎があるため、腸管などの軟らかい組織やチューブ類を把持すると穿孔してダメージを与える危険性があり、厳密にいえば腹壁を切開した後の臓器にコッヘル鉗子を使用してはならない。

サテンスキー鉗子は、臓器、組織、特に血管を非外傷性に把持、結合、圧迫または支持するために用いる器械で、先端は組織を痛めないような細かな線状の溝があり、把持する先端部は特徴的な台形に彎曲した形をしている。

バブコック鉗子は、先端の把持部には横溝があり、粘膜や漿膜組織を損傷することなく把持できる鉗子である。アリス鉗子と同様に先端が幅広くなっており、この構造により消化管や腫瘍など脆弱な組織を確実かつ低侵襲に把持することができる。

以上より、画像は胆嚢を把持しているので、コッヘル鉗子およびペアン鉗子は胆嚢を穿孔する可能性があることから使用してはならないため、除外できる。

サテンスキー鉗子は、胆嚢の頸部を把持するには有用であるが、画像の胆嚢の底部を把持するには不向きであり、さらに把持部の形状がまったく異なるため、除外できる。アリス鉗子とバブコック鉗子が残るが、両方ともほぼ形状が一緒であるし、両方とも胆嚢を把持することが可能である。

しかし、先端の形状が異なり、バブコック鉗子は横一直線でループ状であり、一方アリス鉗子の先端には把持力を高めるために歯がついているが、画像の鉗子の把持部はループ状で先端は横一直線であることから、正答肢は『**バブコック鉗子**』と判断できる。

実問31

O. 外科診療の補助と安全な手術の実施に必要な知識
4．術中補助

写真の外科器具の名称を選択する五肢択一問題

※公開されている国試問題と選択肢を確認して解説をお読み下さい。

※国試の設問の選択肢は青文字に、正答肢は**太字**にしている。

解説

器具の名称を問う問題であり、画像はハサミであることがわかる。

メッツェンバウム剪刀は、血管や組織の剥離や細かい組織の切離にも用いられる。基本的な構造は他の剪刀と同じであるが、クーパー剪刀などよりも先が細く薄く作られており、真っ直ぐの直型と彎曲している曲型がある。特に組織の剥離には曲型のものが適している。

メイヨー剪刀は、刃が分厚く作られており、クーパー剪刀とは異なり組織の剥離などの繊細な作業には不向きであり、皮膚などの比較的固い組織を切離するときに使用されることが多い。メイヨー剪刀の刃先は、真っ直ぐの直型と彎曲している曲型があり、刃先の中央部分から研いでいるため、断面が三角形になっている。

一般的な外科剪刀はクーパー剪刀である。クーパー剪刀は、先端部の幅が広く、丸みを帯びている。刃先は、鈍なものや、尖っているもの、真っ直ぐな直型や彎曲している曲型など、バリエーションが多い。他の剪刀と比較して先端が薄く作られているため、組織の切離や剥離を行うことができる。また、硬い組織の切断や縫合および結紮時の糸を切るときにも用いられる。

腸鉗子は、文字どおり腸管を把持するための鉗子である。把持部が特殊な形状で、均等な圧力で組織を挫滅させることなく腸管全体を把持することができる。

腸鉗子の把持部は平坦であり、内側には細かくてさまざまな形状の溝があり、これにより低侵襲でありながら確実に組織を把持することが可能となる。

持針器は短くて強力な把持部をもち、縫合糸を刺入する際に針をしっかりと把持することができる。さらに端部は平坦で溝が刻まれているため、彎曲した針をしっかりと把持することができる。一般的な形状のメイヨー・ヘーガル型の持針器のハンドルには両方のリングのすぐ内側にそれぞれラチェットが付属しており、通常は3段階のノッチがある。これにより、針を先端で把持し、ハンドルを閉じることで自動的にロックされ、体腔内での予期せぬ針の脱落を防ぐことが可能である。

以上より、写真はハサミの画像であるから、腸鉗子および持針器は除外できる。持針器は一見ハサミの形に似ているため迷うかもしれないが、ラチェット構造がないことからも確実に除外できるだろう。残りのハサミの見分け方であるが、クーパー剪刀は刃の厚みが薄く幅広いため、外科剪刀は除外できる。

残りのメッツェンバウム剪刀とメイヨー剪刀との見分け方は、画像ではやや難しいかもしれないが、メッツェンバウム剪刀のほうが刃の幅が狭く、確認が難しいが、刃の表面はメイヨー剪刀のほうが直線的であり断面が三角形であることから、画像のハサミは『**メッツェンバウム剪刀**』であり、正答肢と考えられる。

【引用・参考文献】

1）藤村響男編集責任：愛玩動物看護師必携テキスト．p.465，Gakken，2023.

写真の外科器具に関する記述で正しい内容を選択する五肢択一問題

※公開されている国試問題と選択肢を確認して解説をお読み下さい。

※国試の設問の選択肢は青文字に、正答肢は**太字**にしている。

解説

実問30と同様の器具に関する問題である。

術野の確保のために用いられるリトラクター：リトラクターとは開創器のことである。

組織やガーゼなどを把持する鑷子：どの種類の鑷子（せっし）を指すのか不明だが、鑷子とはピンセットのことである。

動物にかけた滅菌布を固定する鉗子：内容からタオル鉗子のことであり、ドレープなどのリネン類同士の結合や、コード類を器具式やドレープに固定するために使用する。一般的なものは先端がクワガタの角のように鋭利であり、ドレープを貫通し、それらを皮膚に留めることができる。

筋膜や腱などを把持する鉗子：筋膜や腱などを把持する非傷害性の鉗子としてバブコック鉗子やアリス鉗子を使用することができるが、より把持力の強いアリス鉗子が使用されることが多い。

組織、ガーゼ、糸などを切離する剪刀：剪刀とはハサミのことであり、内容からはクーパー剪刀やメイヨー剪刀のことであると考えられる。

以上より、写真はハサミなどのX型の形状をした器具である。先端の形状からは持針器やハサミであることは除外でき、鉗子類であることは判断できる。しかし、先端の形状、特に歯があるかどうかが判別できないことから、鉗子の名前の特定は難しいかもしれないが、リトラクター、鑷子、剪刀は鉗子以外の記述であり除外できる。さらに、タオル鉗子は頻用される器具であり、まず知らないことはないだろうから、動物にかけた滅菌布を固定する鉗子も除外できる。したがって、正答肢が『**筋膜や腱などを把持する鉗子**』となることを導き出せる。

しかし、実問30と内容がかなり重複しており、アリス鉗子がそこまで重要な器具とも考えられないため、出題の意図が不明である。

実問33

Q. 疾患の徴候・処置・治療に関する知識、罹患動物の評価と看護の方法
2. 代表 的な徴候

写真では多飲多尿の犬を示し、正しい症状2つの組合せを選択する五肢択一問題

※公開されている国試問題と選択肢を確認して解説をお読み下さい。

※国試の設問の選択肢は青文字に、正答肢は**太字**にしている。

解説

写真の動物は腹部の毛や尾の毛がほとんどなく、脱毛がみられる。さらに、右の写真からは腹部膨満の症状がみられる。

貧血は、粘膜などの色が白っぽくなることで判断するが、写真からは判断できない。

また、黄疸は、粘膜や皮膚が黄色くなることで判断するが、こちらも写真からははっきりと黄色くなっている部位は確認できない。

水疱は、皮膚などにできる水ぶくれであるが、こちらも写真からは水疱の確認はできない。

したがって、正答肢は『**脱毛**』と『**腹部膨満**』の2つの組合せとなる。

なお、このような腹部膨満はポットベリーと呼ばれ、脱毛とあわせてクッシング症候群のときによくみられる症状である。

【引用・参考文献】
1）藤村響男編集責任：愛玩動物看護師必携テキスト．p.529，568，Gakken，2023.

実問34

Q. 疾患の徴候・処置・治療に関する知識、罹患動物の評価と看護の方法
3. 代表的な疾患

写真の赤丸で囲んだ犬の腹壁皮膚に認められた腫瘍に関する記述で正しい内容を選択する五肢択一問題

※公開されている国試問題と選択肢を確認して解説をお読み下さい。

※本問は不適問題であるため、選択肢すべてを青文字としている。

解説

設問は、皮膚に認められた腫瘍と記載されており、犬の皮膚に発生する腫瘍には代表的なものとして、脂肪腫、肥満細胞腫、メラノーマ、扁平上皮がん、皮脂腺関連腫瘍、血管腫、アポクリン腺癌、神経鞘腫などが挙げられる。

しかし、画像や問題文では、これらのいずれかを特定するに至る所見を認めない。このため、再度検討するが、腫瘤は複数箇所にあり、すべて乳頭に関連する領域にあること、腹部の画像であり、陰茎を認めず外陰部が認められることから雌犬であり、乳腺に関連する腫瘍であるとも考えられる。

乳腺腫瘍の発生頻度は犬に多く、雌犬に発生する全腫瘍の約半分が乳腺腫瘍である。乳腺腫瘍の原因は不明であるが、その発生には雌性ホルモンが重要な役割を果たし、避妊手術を受けていない雌犬または中高齢で避妊手術を受けた雌犬に最も頻繁に発生する。

乳腺腫瘍の治療は外科手術のみであり、基本的には腫瘍が発生している側の乳腺すべてを切除する片側全摘手術を行う。患部の乳頭のみ、患部の乳頭と周囲の乳頭だけの切除は、特に腫瘍が悪性であった場合に転移や再発のリスクがあるため、避けるべきである。

よって、雄での発生は非常に少なく、「発生率は雌雄で同じである」は除外される。また、犬の乳腺腫瘍の約45％が悪性であり、「ほとんどが悪性である」も誤りである(猫では90％が悪性であり、猫であれば正答)。

「外科的治療の対象にならない」は乳腺腫瘍の治療法は外科切除以外ないため、誤りである。腫瘍であることから中高齢での発生が多いため、「高齢犬で発生率が高い」が正答肢であると考えるのが妥当であろう。

乳腺腫瘍の発生率は、初回発情期の前に避妊手術を受けた雌犬の場合、雄犬よりも低いことが知られ、「卵巣子宮摘出犬で発生が多い」は誤りである。

出題者の意図は、乳腺腫瘍についてであると考えて良いだろうが、問題文には皮膚の腫瘍と書かれており、乳腺腫瘍は皮膚腫瘍には含まれないため、不適問題である。

公式の正答は『高齢犬で発生率が高い』、本書の見解：不適問題

実問35

Q. 疾患の徴候・処置・治療に関する知識、罹患動物の評価と看護の方法
3. 代表的な疾患

写真では多飲・多尿、食欲不振、白血球増加を示した雌犬からの摘出子宮を提示し、最も適切な診断名を選択する五肢択一問題

※公開されている国試問題と選択肢を確認して解説をお読み下さい。

※本問は複数正答のため、選択肢すべてを青文字としている。

解説

子宮疾患についての設問である。子宮は、平滑筋、上皮（皮膚細胞）、腺組織など、多くの種類の細胞と組織の層で構成されている。腫瘍は、これらの細胞型のいずれかから発生する可能性がある。良性の平滑筋腫もしくは悪性の平滑筋肉腫は筋細胞から発生し、扁平上皮癌は上皮細胞から発生する。このほかに子宮の悪性腫瘍では、腺癌、線維肉腫などもまれに報告がある。

子宮筋腫は、筋細胞から発生する腫瘍であり、犬の子宮腫瘍の85～90％は平滑筋腫である。

犬における子宮癌を頚部や体部の癌として記載することは（子宮頚部癌、子宮体部癌）あまり一般的ではない。ヒトではヒトパピローマウイルスによる子宮頚癌が注目されており、子宮体癌は子宮内膜から発生することから、子宮内膜癌と呼ばれる。

子宮腺筋症は、子宮筋層が増殖し、子宮筋層を貫通した状態である。犬と猫では、腺筋症はまれであり、通常、子宮内膜炎、子宮蓄膿症、または腺嚢胞性過形成などの子宮の病理学的変化の偶発的な病変として発見され、子宮蓄膿症に伴って発生している場合もあると考えられる。

子宮蓄膿症は、犬や猫に発生する可能性のある子宮の感染症で、子宮は一般的に膿で満たされる。原因の詳細はまだ完全には解明されていないが、プロゲステロンとエストロゲンおよびそれらの受容体が子宮を易感染性とし、肛門からの細菌感染が生じる（通常、子宮から培養される細菌は、大腸菌が最も一般的）。嘔吐、下痢、体重減少、腹部膨満や細菌毒素による口渇が多飲を引き起こし、これに伴い多尿となる。また、陰部からの排液がある場合もない場合もあり、排液がない場合は破裂のリスクが高い。

以上より、本設問の写真は拡張した子宮を示しており、内部の貯留液の性状や粘膜の状態についての記載がまったくないが、問題文に白血球増加、多飲・多尿、食欲不振を示したと記載があるため、「子宮蓄膿症」が正答肢となると判断できる。

しかし、子宮腺筋症を伴っている可能性もあり、「子宮腺筋症」も正答肢となりうるため不適問題である。

公式の正答は『子宮蓄膿症』、本書の見解：複数正答があるため不適問題

実問36

Q. 疾患の徴候・処置・治療に関する知識、罹患動物の評価と看護の方法
3. 代表的な疾患

図に赤色で犬のある皮膚疾患の好発部位を示し、この疾患を選択する五肢択一問題

※公開されている国試問題と選択肢を確認して解説をお読み下さい。

※国試の設問の選択肢は青文字に、正答肢は**太字**にしている。

解説

犬のアトピー性皮膚炎は、遺伝的素因を背景としたアレルギー性疾患であり、若齢で発症し、皮膚の発赤や瘙痒を生じる。皮膚炎の好発部位は、口や目の周り、耳介部、頚部腹側、腋窩部、鼠径部、肛門周囲、下腹部、四肢端（趾間部）などの擦れやすい部位であるが、犬種により病変の分布は異なる。

好酸球性肉芽腫の病変は、大腿の尾側や外側、前肢、下顎、舌、口蓋に認める。

また悪性メラノーマは、粘膜皮膚移行部、爪床部、口腔粘膜などに発生しやすい。

皮膚リンパ腫、皮脂腺腫、良性皮膚メラノーマは典型的な発生部位はない。

以上より、正答肢は『**アトピー性皮膚炎**』となる。

【引用・参考文献】

1）日本獣医内科学アカデミー編：第12章 皮膚疾患，アレルギー性皮膚疾患，猫の掻痒性皮膚疾患，腫瘍性皮膚疾患．獣医内科学 第3版，p.535，553，555-560，文永堂出版，2018．

2）藤村響男編集責任：愛玩動物看護師必携テキスト．p.574，Gakken，2023．

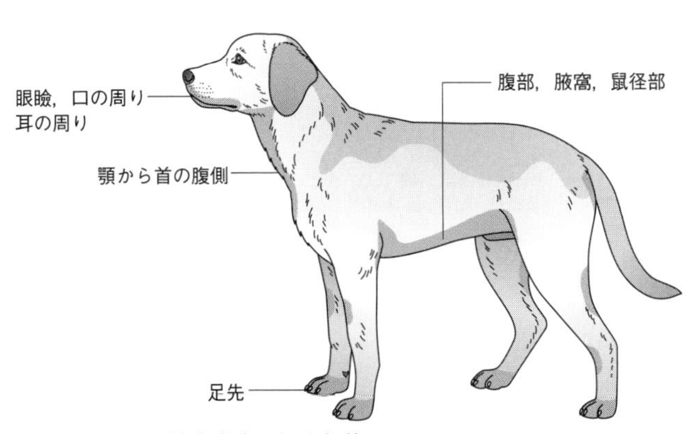

■犬のアトピー性皮膚炎の好発部位

（文献2より引用）

実問37

Q. 疾患の徴候・処置・治療に関する知識、罹患動物の評価と看護の方法
3. 代表的な疾患

写真で犬の皮膚押捺検査の結果を提示し、矢印で示す病原体を選択する五肢択一問題

※公開されている国試問題と選択肢を確認して解説をお読み下さい。

※国試の設問の選択肢は青文字に、正答肢は**太字**にしている。

解説

写真の病原体は、2.5～5.5×3.0～7.0 μmほどの大きさで、卵型またはそれにくびれのできた雪だるまのような特徴的な形態を呈するマラセチア（*Malassezia pachydermatis*）である。皮膚や外耳道の表面に常在する真菌だが、皮脂や滲出物の分泌が亢進、または湿潤しているような環境で過増殖し、皮膚炎や外耳炎を引き起こす。

皮膚糸状菌は、その名のとおり糸状でマラセチアとは大きく形態が異なる。また、発育ステージにより形態が異なる。

アスペルギルス属菌は皮膚ではなく呼吸器粘膜に感染し、特に犬において難治性の真菌性鼻炎を引き起こす。また、球菌が連鎖するとマラセチアと似たような形態を示すことがあるが、マラセチアに比べてかなり小さい。

また写真の病原体は、球状の菌体が鎖のように、またはブドウの房のように配列した形態ではないため、「連鎖球菌」、「ブドウ球菌」ではない。写真にはほかに角質細胞しか認められないが、好中球などの血球細胞が含まれていると大きさの評価がしやすい。

以上より、正答肢は『**マラセチア**』となる。

【引用・参考文献】
1）日本獣医内科学アカデミー編：第3章 呼吸器・胸腔疾患，鼻腔の疾患．獣医内科学 第3版，p.116-117，文永堂出版，2018.
2）日本獣医内科学アカデミー編：第12章 皮膚疾患，細菌性および真菌性皮膚疾患．獣医内科学 第3版，p.528-532，文永堂出版，2018.

実問38

Q. 疾患の徴候・処置・治療に関する知識、罹患動物の評価と看護の方法
3. 代表的な疾患

てんかん発作を示した5か月齢マルチーズの頭部像を提示し、何の検査画像かを選択する五肢択一問題

※国試の設問の選択肢は青文字に、正答肢は**太字**にしている。

解説

問題文の“てんかん発作を示した5か月齢のマルチーズ”で、ある程度病気の名前が推測できる。

まず、てんかん発作は、毒物や内分泌異常の結果発生することがあるが、通常は神経疾患の症状である。そして、5か月齢であるため先天性疾患の可能性が高い。さらに犬種はマルチーズであり、チワワなどと同様ドーム状の頭蓋骨をもつ犬種には水頭症が多い。

以上より、問題文からは水頭症であると推測し、その診断方法（検査）として、まずは内視鏡は除外できるだろう。

水頭症の診断は基本的に画像診断であり、内視鏡以外のすべての検査が適応となる。

X線検査では頭蓋内の構造を評価するのは困難であるが、頭蓋骨を構成する骨同士の離開の程度などを評価する目的でX線検査が行われることがある。

最近では超音波機器の進歩もあり、頭部の超音波検査による評価が可能であり、特に先天性の水頭症の犬は頭蓋骨の結合の隙間から超音波検査を行う。

確定診断は脳室と皮質のバランスを評価するため、CTおよびMRIの撮影が必須となる。

画像は、本来ならば頭部のどの部位を撮影したか記載する必要があるが、問題文には一切そのような情報は示されていない。画像の下側おそらく頚部にあたる部位に明らかに人工的な丸い構造物が見えるが、これは気管チューブであるため、この撮影は全身麻酔下で行われていると考えられ、MRIかCTのいずれかである（そもそも超音波では頭蓋骨が描出されないため、超音波も除外できる）。

どちらも頭部の断層像が得られる検査方法であり、画像には拡張した脳室が黒く描出されている。このことから、可能性としてはCT画像もしくはMRIのT1強調画像であるが、MRIでは頭蓋骨の皮質（骨には水も脂肪もないため）を描出することはできないため、この画像は『**CT**』であり、正答肢となる。

実問39

R. 臨床検査の原理・方法・意義と検体・測定機器の扱い方
3. 尿検査

写真の機器で測定される2つの検査項目の組合せを選択する五肢択一問題

※公開されている国試問題と選択肢を確認して解説をお読み下さい。

※国試の設問の選択肢は青文字に、正答肢は**太字**にしている。

解説

写真は屈折計を示している。尿の屈折率は濃度によって変化することから、屈折率の測定によって尿比重を測定することが可能である。

また、屈折計は通常、血清タンパクの測定も可能であり、血清タンパクと尿比重を1つの屈折計で測定することが可能である。

したがって、正答肢は『**尿比重 — 総タンパク**』となる。

その他の組合せの選択肢として、「血糖 — 総タンパク」、「尿沈渣 — 尿酸」、「血糖 — 総コレステロール」、「LDH — 尿酸」があった。

実問40

Q. 疾患の徴候・処置・治療に関する知識、罹患動物の評価と看護の方法
3. 代表的な疾患

写真で犬の眼を示し、この犬の看護として正しい内容を選択する五肢択一問題

※公開されている国試問題と選択肢を確認して解説をお読み下さい。

※国試の設問の選択肢は青文字に、正答肢は**太字**にしている。

解説

写真はチェリーアイ（第三眼瞼腺脱出）の犬の眼である。

チェリーアイとは、涙液をつくる涙液腺が脱出してしまった状態であり、脱出してしまった部分が乾燥することや、眼の表面への刺激となったりする以外は、視力や眼球内部などには影響しない。

そのため、視力が低下することもないし、歩行させないようにする必要もない。したがって、「視力が低下するので歩行させないようにする」は誤りである。

眼をこすると脱出している涙液腺に傷がつく可能性があるため、エリザベスカラーの装着が推奨される。したがって、正答肢は『**眼をこすらないようにエリザベスカラーを装着する**』となる。

チェリーアイは眼球内に影響を与えることはないため網膜剥離は生じない。したがって、「網膜剥離を伴うため運動制限をする」は誤りである。

乾燥や炎症、それに伴う感染症が生じる場合には、治療として点眼薬を使用する。したがって、「嫌がるときは点眼しないほうがよい」は誤りである。多くの動物は最初、点眼を嫌がるが、人に慣れた動物は次第に点眼にも慣れておとなしく許容するようになる。

チェリーアイは眼球内に影響しないため、本疾患のみでは網膜や視神経の状態をみる眼底検査を直ちに行う必要はない。したがって、「直ちに眼底検査を依頼する」は誤りである。

【引用・参考文献】
1）藤村響男編集責任：愛玩動物看護師必携テキスト．p.583，Gakken，2023.

実問41

R. 臨床検査の原理・方法・意義と検体・測定機器の扱い方
2. 血液検査

写真で犬の血液塗抹ライト・ギムザ染色標本を提示し、矢印で示す血球の機能を選択する五肢択一問題

※公開されている国試問題と選択肢を確認して解説をお読み下さい。

※国試の設問の選択肢は青文字に、正答肢は**太字**にしている。

解説

写真の矢印で示す血球は白血球であり、そのうち、形状から分葉核好中球であると判断できる。核がくびれていて、分葉していることが特徴的である。好中球は、分葉がなく未熟な桿状核好中球と成熟した分葉核好中球に分けられているが、その役割は主に微生物や異物の貪食、消化である。白血球のなかで最も数が多く、異物や微生物が体内に侵入した場合に最初に動員される。このことから急性炎症反応の主役である。

「抗体の産生」はリンパ球の役割であり、リンパ球は小型で核が丸く、細胞質がほとんどみられない白血球である。

「血液凝固の亢進」は血小板の役割で、血小板は小型で核のない血球である。

「アレルギー反応の抑制」のアレルギーに関与するのは好酸球が主で、好塩基球も関与している。好酸球は細胞質に赤い顆粒（好酸性顆粒）、好塩基球は細胞質に青い顆粒（好塩基性顆粒）をもつ。

「酸素の運搬」は赤血球が担っている。赤血球は血球のなかで最も数が多く、写真の矢印で示す好中球の周囲に存在する核のない血球である。赤血球は中心が薄くなっており、セントラルペーラーと呼ばれる。

「異物の貪食と消化」は好中球のほかに単球も担っている。単球は大型の血球で、細胞質に空胞をもつことがある。

したがって、写真の矢印で示す分葉核好中球の機能は『**異物の貪食と消化**』であり、正答肢となる。

【引用・参考文献】
1）藤村響男編集責任：愛玩動物看護師必携テキスト．p.84，85，601．Gakken，2023．

実問42

R．臨床検査の原理・方法・意義と検体・測定機器の扱い方
2．血液検査

写真の器具で検査される項目を選択する五肢択一問題

※公開されている国試問題と選択肢を確認して解説をお読み下さい。

※国試の設問の選択肢は青文字に、正答肢は**太字**にしている。

解説

写真の器具はヘマトクリットリーダーである。ヘマトクリット管という細いガラスの管に血液を毛細管現象で吸い上げ、パテで蓋をした後に遠心分離を行う。すると血液は下から赤血球の層、バフィーコート（白血球や血小板の層）、血漿の層に分かれる。この遠心分離後のヘマトクリット管をヘマトクリットリーダーにセットし、全血液に対する赤血球の層の割合を右端の数値から読み取る。この読み取った数値をPCVあるいはヘマトクリット（Ht）値という。BUN、TP、ALTは生化学検査機器にて測定する。

TPは屈折計でも測定可能である。A/G比とは、アルブミン（A）とグロブリン（G）の比のことであり、両者は生化学検査機器にて測定を行い、測定結果を計算する。

したがって、ヘマトクリットリーダーで測定できる検査項目は『**PCV（Ht）**』であり、正答肢となる。

【引用・参考文献】
1）藤村響男編集責任：愛玩動物看護師必携テキスト．p.619，Gakken，2023.

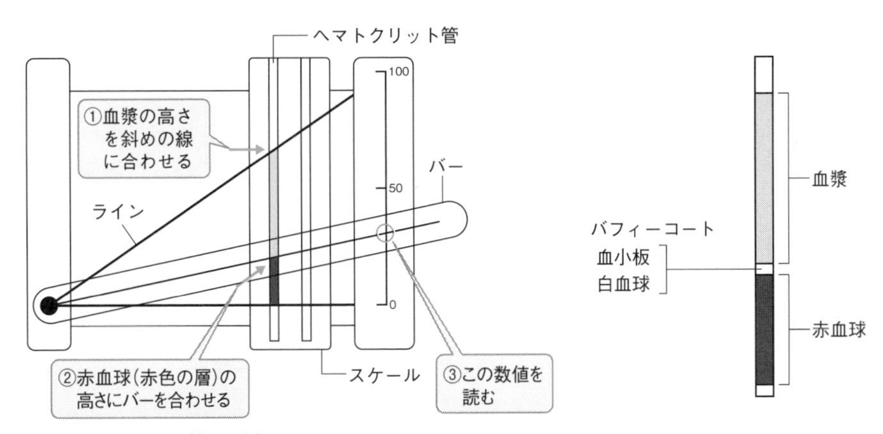

■ヘマトクリット管と測定器

（文献1より引用）

実問43

突然の後肢麻痺を呈した10歳の小型犬の腰部MRI縦断面像を示し、赤丸で囲んだ脊髄が背側に押し上げられている部分の診断名を選択する五肢択一問題

※公開されている国試問題と選択肢を確認して解説をお読み下さい。

※国試の設問の選択肢は青文字に、正答肢は**太字**にしている。

解説

問題文に、「突然の後肢麻痺」と「小型犬」、そして腰部のMRI画像で「脊髄が背側に押し上げられている」という記載があり、これらの情報から、画像を見なくても正答を導くことができる。

脊髄腫瘍は犬ではまれであり、小型犬ではさらにまれで、脊髄腫瘍の90％は大型犬に発生する。これらの腫瘍は脊髄自体の神経組織から発生し、通常、成長が遅く、数週間から数か月かけて進行する。

変性性脊髄症は、加齢に伴って認められることが多く、椎間板加齢性変化に伴い椎骨の関節が不安定となる。これに対して、脊椎の骨は互いに骨棘と呼ばれる新生骨を造成し、関節の安定化を図る。この椎骨の異常な成長によって痛みを認め、しばしば運動の低下が認められる。

脊髄神経の尾側は大型犬では第6腰椎、小型犬は第7腰椎、猫では第7腰椎付近から仙椎で終息し、その終末は馬の尾（馬尾（ばび））と表現されるように、ホウキ状に細い線維状になっている。馬尾症候群は加齢に伴う腰椎と仙椎の椎間板の変性による椎間板の突出や腰仙椎関節の靭帯の肥厚によって、この領域の神経が圧迫され、初期は尾を振らなくなるなどの異常に始まり、進行すると後肢の麻痺が認められる。

犬の椎間板ヘルニアは、各椎骨の間のクッションの役割を担う厚い繊維組織（繊維輪）に囲まれた柔らかいゼリー状の椎間板が変性することで生じる。椎間板ヘルニアには次の2つのタイプがある。

ハンセンⅠ型は、椎間板の中心部がゼリー状に硬くなった状態である。ジャンプや転倒など突然の衝撃で、椎間板が厚い繊維輪から背側に飛び出し、脊髄とその周囲の神経を押し上げることで、急性の脊髄の圧迫と挫傷を引き起こす。

ハンセンⅡ型は、椎間板物質が数か月から数年かけて脊髄や脊髄神経を刺激し、繊維輪が時間の経過とともに背側へ盛り上がり、より慢性的な痛みと脊髄圧迫が引き起こされる。

椎骨骨折は事故によるものがほとんどであり、椎骨の骨折による背骨の大きな変位に内部を走行する脊髄が耐えられず不可逆的なダメージを受け、ひどい場合には脊髄が断裂する。

以上より、まず問題文の「突然の後肢麻痺」という記載から急激に発生する「椎間板ヘルニア」（ハンセンⅠ型）と「椎骨骨折」の2つの診断名に絞られる。次に「脊髄が背側に押し上げられている」という記載から椎間板物質の突出が考えられ、さらにダックスフンドに代表される「小型犬」に多い病気であることから**『椎間板ヘルニア』**が正答肢となる。「脊髄腫瘍」および「馬尾症候群」は大型犬に頻発する病気であることから除外できるだろう。

実問44

Q. 疾患の徴候・処置・治療に関する知識、罹患動物の評価と看護の方法

写真の器具を用いて行う処置の説明として正しい2つの組合せを選択する五肢択一問題

※公開されている国試問題と選択肢を確認して解説をお読み下さい。

※国試の設問の選択肢は青文字に、正答肢は**太字**にしている。

解説

写真の器具は生検トレパンと呼ばれ、先端の円形のブレードとハンドルからなるもので、表皮から深部にかけて穿孔または組織採取をする器具である。

トレパンによる生検は、体表部にある腫瘍などの組織を採取するために使用することがほとんどであり、動物の性格にもよるが、局所麻酔下もしくは鎮静下で行うことができる。このため、正答肢は『**局所麻酔または鎮静処置で実施できる**』および『**通常は皮膚の病変に用いられる**』の組合せである。

生検トレパンは消化管の全層生検などにも応用されるが、この場合にはトレパンは内視鏡の生検鉗子とは異なり、内視鏡を介しては操作できないため、開腹して使用する。したがって「消化管内視鏡と併用する」は誤りである。

トレパンは、組織を切除する器具であり、採血には使用できず、また犬のみならず猫の腫瘍にも使用できる。したがって、「血液を採取する」、「犬でのみ用いられる」は誤りである。

【引用・参考文献】
1）藤村響男編集責任：愛玩動物看護師必携テキスト．p.602，Gakken，2023.

実問45

T. 愛玩動物と使役動物の歴史・品種・役割、適切な飼養管理方法
1. 歴史、品種

写真の中から日本原産の犬種を選択する五肢択一問題

※公開されている国試問題と選択肢を確認して解説をお読み下さい。

※国試の設問の選択肢は青文字に、正答肢は**太字**にしている。

解説

写真のなかで日本原産の犬種は④の『**狆**（チン）』である。

狆はその容姿と名称から海外原産の犬種と思われがちである。ルーツは韓国や中国とされるが、日本国内で古くから飼育され、種の確立に至った日本原産の犬である。

なお、「狆」という漢字は和製漢字である。ほかに日本原産の犬種として、柴、秋田、北海道、甲斐、紀州、四国、土佐、日本テリア、日本スピッツがある。

その他の選択肢では①と②はそれぞれイギリス原産のブルテリアとイングリッシュ・ブルドッグ、③はドイツ原産のダックスフンド（ダックスフント）、⑤はプードルでフランス原産とされるが、古くからヨーロッパ各地に分布していたため、詳細な原産地は不明である。

【引用・参考文献】
1）ジャパンケネルクラブ.
https://www.jkc.or.jp/ より2023年4月17日検索

実問46

T. 愛玩動物と使役動物の歴史・品種・役割、適切な飼養管理方法
1. 歴史、品種

写真で示す糞をする動物を選択する五肢択一問題

※公開されている国試問題と選択肢を確認して解説をお読み下さい。

※国試の設問の選択肢は青文字に、正答肢は**太字**にしている。

解説

写真の糞は1～2cmほどで、細長く軽度に彎曲したものとやや太く短めのものがあるように見えるが、おそらく雄と雌の糞が混じったものと推測される。このような糞をするのは『**モルモット**』であり、正答肢となる。モルモットの雌雄における糞便形状の違いは、消化管の構造や機能が異なるためと考えられているが、詳細は不明である。

なお、ウサギと同様に盲腸便を食糞することで重要な栄養素を摂取する。

その他の選択肢として、「インコ」、「犬」、「猫」、「ウサギ」があった。

実問47

V. 愛玩動物適正飼養の推進、災害時の危機管理、動物愛護管理行政
2. 適正飼養の推進

写真でマイクロチップを装着していない犬を示し、適正飼養を考慮した犬の飼い主への最も ふさわしい指導2つの組合せを選択する五肢択一問題

※公開されている国試問題と選択肢を確認して解説をお読み下さい。

※国試の設問の選択肢は青文字に、正答肢は**太字**にしている。

解説

飼い主への指導にあたっては、根拠を理解しておく必要がある。

「動物の愛護及び管理に関する法律」や「家庭動物等の飼養及び保管に関する基準」において、動物の所有者または占有者は、その動物の逸走を防ぐための措置、また、その動物が自己の所有であることを明らかにするための措置等をとることに努めるよう定められている。

また、「狂犬病予防法」において、犬の所有者は、登録を受けている犬であることを示す「鑑札」を飼い犬につける義務が定められている。ただし、その犬がマイクロチップを装着している場合、マイクロチップを上記の「鑑札」とみなす。また、自治体によっては、飼い犬の散歩の際に、リード（引き綱）をつける義務を条例に定めている。

以上から、正答肢は『**鑑札をつける**』と『**リード（引綱）をつける**』の2つの組合せとなる。

その他の選択肢として、「服を脱がせる」、「水を飲ませる」、「もっと人とふれあわせる」があった。

図に示した動物の展示で最も不適切な内容を選択する五肢択一問題

※公開されている国試問題と選択肢を確認して解説をお読み下さい。

※国試の設問の選択肢は青文字に、正答肢は**太字**にしている。

解説

展示動物の飼養については、環境省告示「展示動物の飼養及び保管に関する基準」[1)]を動物の愛護及び管理に関する法律に基づいて遵守する必要がある。

基準では、展示とは「飼養及び保管している動物を、不特定の者に見せること又は触れ合いの機会を提供することをいう」としている。施設としては、動物園や販売店、撮影などを目的に貸し出す施設などがあるが、これらに共通した基準として、動物の健康および安全の保持、生活環境の保全、危害等の防止、人と動物の共通感染症に係る知識の習得等、動物の記録管理の適正化、輸送時の取扱い、施設廃止時の取扱いが定められている。

ウサギをケージ内で飼育している：日常的な行動を行う十分な広さと空間があれば問題はない。

フクロウを展示している：フクロウの展示自体には問題はない。

動物をケージ内で単頭飼育している：群れを構成する動物では年齢や性別を考慮して複数頭で飼育するとなっているが、図では性別などはわからないため、不適切とはいえない。

被食動物と捕食動物がお互い見えている：基準では「異種又は複数の展示動物を同一施設内で飼養及び保管する場合には、展示動物の組合せを考慮した収容を行うこと」とされ、捕食動物と被捕食動物が互いに見える環境は、被捕食動物にとって大きなストレスとなるため、不適切である。

ケージを積み重ねて展示している：基準にはケージを積み重ねることについて禁止はしていない。しかし、糞尿がかかる、ケージが揺れるなどの状況があれば、適切な飼養環境とはいえない。図では、ケージは距離を置いて設置され、安定した棚に置かれているため、不適切とはいえない。

したがって、最も不適切なものは『**被食動物と捕食動物がお互い見えている**』であり、正答肢となる。

【引用・参考文献】
1）平成16年環境省告示第33号（最終改正：平成25年環境省告示第83号）：展示動物の飼養及び保管に関する基準. https://www.env.go.jp/nature/dobutsu/aigo/2_data/laws/nt_h25_83.pdfより2023年4月17日検索.

写真で環境省の「災害時におけるペットの救護対策ガイドライン」における猫用の備蓄品を示し、災害時に持ち出す優先順位が最も高いものを選択する五肢択一問題

※公開されている国試問題と選択肢を確認して解説をお読み下さい。

※国試の設問の選択肢は青文字に、正答肢は**太字**にしている。

解説

災害時には、人命が最優先となるため、飼い主には自助が求められる。「災害時におけるペットの救護対策ガイドライン」[1]は、ペット用の備蓄品と持ち出す際の優先順位の例を以下のように示している。

優先順位1：常備品と飼い主やペットの情報

- 療法食、薬
- ペットフード、ペット用水［少なくとも5日分（できれば7日分以上が望ましい）］
- 予備の首輪、リード（伸びないもの）
- 食器
- ガムテープ（ケージの補修など多用途に使用可能）
- 飼い主の連絡先とペットに関する飼い主以外の緊急連絡先・預かり先などの情報
- ペットの写真（携帯電話に画像を保存することも有効）
- ワクチン接種状況、既往症、健康状態、かかりつけの動物病院などの情報

優先順位2：ペット用品

- ペットシーツ
- 排泄物の処理用具
- トイレ用品（猫の場合は使い慣れたトイレ砂）
- タオル、ブラシ
- おもちゃ
- 洗濯ネット（猫の場合）など

よって、写真の中では、『**ペット用水**』が優先順位が最も高く、正答肢となる。

【引用・参考文献】
1）環境省：災害時におけるペットの救護対策ガイドライン．2013.
https://www.env.go.jp/nature/dobutsu/aigo/2_data/pamph/h2506/full.pdfより2023年4月17日検索.

実問50

X. ペット関連産業の概要と課題、従事者の職業倫理・行動倫理
2. 愛玩動物の飼養実態と市場規模

図（グラフ）で日本における犬および猫の状況を示し、何の数を表すものかを選択する五肢択一問題

※公開されている国試問題と選択肢を確認して解説をお読み下さい。

※国試の設問の選択肢は青文字に、正答肢は**太字**にしている。

解説

犬の飼育頭数は減少傾向にあるが、猫の飼育頭数は横ばい傾向にある。また、ここ数年では、猫の飼育頭数が犬の飼育頭数を上回っている。

猫は1世帯で複数頭飼育されていることが多く、飼育世帯数では近年でも犬が猫を上回っている。

狂犬病は、日本国内での動物の発生は1957年の猫が最後である（狂犬病発生頭数）。

動物病院受診数や腫瘍罹患頭数については、このような全国的な調査は行われていない。

したがって、『**飼育頭数**』が正答肢となる。

【引用・参考文献】
1）藤村響男編集責任：愛玩動物看護師必携テキスト．p.747，Gakken，2023.
2）ペットフード協会：主要指標サマリー，主要指標　時系列サマリー　犬現在飼育率，平均飼育頭数，総飼育頭数（拡大推計）．https://petfood.or.jp/data/chart2021/3.pdfより2023年9月20日検索.
3）ペットフード協会：主要指標サマリー，主要指標　時系列サマリー　猫現在飼育率，平均飼育頭数，総飼育頭数（拡大推計）．https://petfood.or.jp/data/chart2021/3.pdfより2023年9月20日検索.

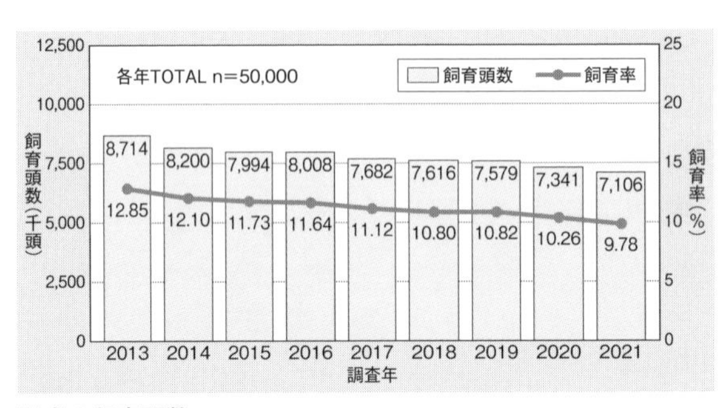

■犬の飼育頭数

（文献2より抜粋して引用）

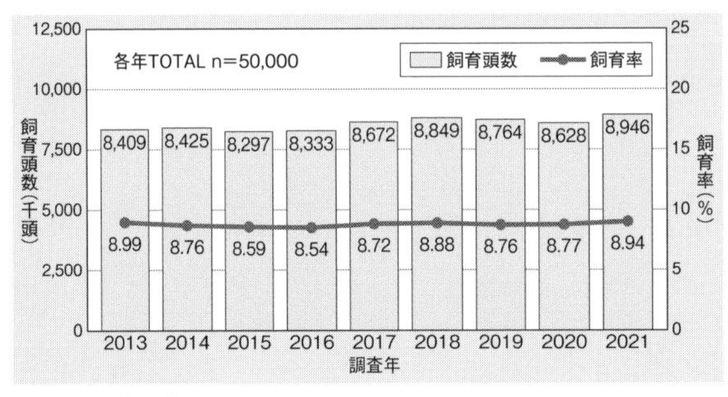

■猫の飼育頭数

（文献3より抜粋して引用）

付録 愛玩動物看護師国家試験出題基準（2022年4月）対照表

※大項目に示した問題番号は、第1回愛玩動物看護師国家試験を本書の見解において、出題基準（2022年4月）に対応させたものです。

Ⅰ．基礎動物学

大項目	中項目	小項目	対応科目
A. 生命倫理の考え方，動物愛護と動物福祉 必問 問1 一般 問1，2，3，4	1. 生命倫理の概念	1）生命倫理の考え方 2）生命倫理と獣医療の関わり	生命倫理・動物福祉
	2. 動物福祉の概念	1）動物福祉の考え方 2）5つの自由 3）動物愛護運動 4）動物の権利と動物福祉の思想・課題 5）動物福祉の指標・評価法 6）安楽死の考え方	
	3. 愛玩動物の福祉	1）適正飼養と福祉 2）動物保護活動 3）飼育放棄と殺処分 4）動物虐待 5）災害時対応	
	4. 産業動物の福祉	1）産業動物の福祉 2）国際的な福祉基準 3）福祉向上のための具体的方法	
	5. 実験動物の福祉	1）実験動物の福祉 2）3R（Replacement（代替），Reduction（削減），Refinement（改善））	
	6. 展示動物の福祉	1）展示動物の福祉 2）環境エンリッチメント	
B. 動物の形態・機能，生命維持の仕組み 必問 問2，3，4，5，6，7，8 一般 問5，6，7，8，9，10，11，12 実問 問1，2，3，4	1. 生命のすがた	1）細胞の構造・機能 2）DNAの働き 3）組織の構造・機能 4）器官と維持調整システム	動物形態機能学
	2. 循環器とその調節	1）心臓の構造 2）心筋細胞と興奮伝導系 3）心臓の機能，心電図，心音 4）血管の種類・構造・機能 5）血圧調節機構	
	3. 呼吸器とその調節	1）呼吸器の構造 2）換気の仕組み 3）肺胞でのガス交換 4）血液による酸素と二酸化炭素の運搬 5）呼吸の調節機構	
	4. 消化器と栄養代謝	1）消化管の構造・機能 2）唾液腺・膵臓・肝臓の構造・機能 3）消化と吸収 4）各種栄養素（糖質，タンパク質，脂質）の代謝	
	5. 内分泌とホルモン	1）内分泌の定義 2）ホルモンの性質・機能・生成・分泌とフィードバック調節 3）内分泌臓器の構造・機能 4）ホルモンの作用と標的器官	
	6. 泌尿器と体液調節	1）腎臓とネフロンの構造・機能 2）腎クリアランス 3）尿細管と集合管の機能 4）体液の分布・区分・調節機構 5）電解質バランス 6）酸-塩基平衡	
	7. 脳と神経	1）ニューロンとシナプス 2）脳の構造・機能 3）脊髄の構造・機能 4）体性神経の構成・機能 5）自律神経の構成・機能	

大項目	中項目	小項目	対応科目
	8. 運動器	1）骨格の構成 2）骨の形状・構造 3）関節の構造・機能 4）骨格筋の構造・収縮機構 5）骨格筋の名称・機能	
	9. 血液と造血器	1）血球成分と血漿成分 2）赤血球の構造・機能 3）白血球の構造・機能 4）血小板と血液凝固，線溶系	
	10. 皮膚と感覚器	1）皮膚の構造・機能 2）皮膚の付属器官 3）体性感覚 4）特殊感覚	
C. 動物の繁殖に関わる形態・機能，遺伝学の基礎知識 一般 問 13，14，15，16 実問 問 5，6	1. 生殖器	1）生殖器（雌，雄）の基本構造 2）主要な性ホルモンの名称・産生部位・標的器官 3）雄の繁殖生理 4）雌の繁殖生理	動物繁殖学
	2. 性周期と交配	1）性成熟と発情徴候 2）排卵（自然排卵，交尾排卵）の仕組み 3）性周期と膣細胞スメアの関係 4）交配適期の決定法	
	3. 妊娠と分娩	1）着床，発生，妊娠，胎子の発育 2）妊娠期間，偽妊娠 3）分娩と助産，帝王切開 4）去勢・不妊手術 5）人工授精	
	4. 新生子管理	1）新生子の飼養環境 2）初乳の意義と哺乳 3）新生子の発育過程	
	5. 遺伝学概論	1）遺伝のメカニズム 2）遺伝様式（顕性と潜性，伴性遺伝など） 3）遺伝子疾患，発生異常	
D. 犬猫の行動様式と問題行動 必問 問 11，12 一般 問 17，18 実問 問 7	1. 動物行動学の基礎	1）動物行動学の４つの問い（適応，進化，機構，発達） 2）行動の進化・適応，家畜化 3）生得的行動と学習行動 4）脳による行動制御	動物行動学
	2. 個体維持行動	1）摂食と飲水行動 2）排泄行動 3）身づくろい行動 4）護身行動	
	3. 発達過程と社会行動	1）発達ステージ（新生子期，移行期，社会化期，若年期，成熟期，高齢期）と各時期の行動学的特徴 2）生殖行動（性行動，母性行動） 3）コミュニケーション行動 4）敵対行動と親和的行動	
	4. 学習理論	1）行動形成 2）馴化と感作 3）古典的条件づけとオペラント条件づけ 4）学習に影響を与える因子 5）基本的なトレーニング法（トイレトレーニング，クレートトレーニング，甘噛み対策など）	
	5. 問題行動	1）問題行動の定義・要因（遺伝的要因，生得的要因，環境要因） 2）攻撃行動の種類・原因（動機づけ）・治療法 3）恐怖・不安に起因する問題行動の原因・治療法 4）不適切な排泄行動の原因（動機づけ）・治療法 5）高齢性認知機能不全の原因・臨床徴候・対応	
	6. 行動治療	1）行動診療の進め方 2）行動修正法と環境修正法の種類・適用 3）行動治療における薬物療法	

大項目	中項目	小項目	対応科目
E. 栄養素と代謝，栄養とライフステージ・疾患，療法食 必問 問 13 一般 問 19，20，21 実問 問 8，9，10	1. 基礎栄養	1）５大栄養素（糖質，タンパク質，脂質，ビタミン，ミネラル） 2）栄養要求の種差（必須アミノ酸，必須脂肪酸など） 3）食性，嗜好，嗜好性，摂食行動 4）健康維持における栄養の持つ意味 5）栄養素の不足・過剰症	動物栄養学
	2. 栄養要求量	1）エネルギー要求量（RER，MER など）の意味・計算法 2）栄養基準（AAFCO，NRC など） 3）ライフステージ（成長期，維持期，妊娠期，授乳期，高齢期）ごとの栄養管理	
	3. フードと栄養指導	1）ペットフードの種類・分類 2）ペットフードのラベル表示 3）中毒，与えてはいけないもの 4）栄養状態の評価法（BCS，体脂肪測定など） 5）肥満の弊害と減量プログラムの作成法	
	4. 疾患と栄養	1）疾患時の食事療法 2）療法食の特徴・効果	
	5. 強制給餌と経管・静脈栄養法	1）強制給餌の方法・注意点 2）経管栄養法の種類（経鼻，食道，胃瘻チューブなど）・特徴・方法 3）静脈栄養法の種類（TPN，PPN）・特徴・方法 4）チューブやカテーテルの設置手順・管理上の注意点	
F. 動物の種類・歴史，飼養管理法 必問 問 9，10，14，15 一般 問 22，23 実問 問 11，13，48	1. 動物の種類・特性	1）愛玩動物，産業動物，実験動物，展示動物等の飼養動物と野生動物に関する歴史・社会的位置づけ・特徴	比較動物学
	2. 産業動物	1）産業動物（馬，牛，めん羊，山羊，豚，鶏）の歴史・品種・特徴 2）産業動物の消化器の形態・機能，食性 3）産業動物の性周期・繁殖生理 4）産業動物の飼養施設 5）産業動物の食性・飼養法	
	3. 実験動物	1）動物実験の目的・意義 2）実験動物の飼養管理・繁殖法 3）遺伝学的制御，微生物学的制御，環境制御 4）疾患モデル動物	
	4. 野生動物	1）野生動物の分類と生物多様性 2）鳥獣害の現状と保全の意義 3）絶滅危惧種の定義，含まれる動物種，原因，保全方法 4）外来生物の定義，在来生態系に及ぼす影響，対策	
	5. 展示動物	1）展示動物の意義と動物園等の役割 2）動物園等における個体・群管理，行動管理 3）動物園等の施設管理	
G. 動物看護に関連する法規 必問 問 16，19 一般 問 24，25，91	1. 法学総論	1）法の体系 2）獣医療に関連する法規と愛玩動物看護師の関わり	動物看護関連法規
	2. 愛玩動物看護師法	1）愛玩動物看護師法の目的・定義等（免許，試験，業務，罰則を含む.）	
	3. 獣医療関連行政法規	1）獣医師法 2）獣医療法	
	4. 公衆衛生行政法規	1）感染症の予防及び感染症の患者に対する医療に関する法律 2）狂犬病予防法	
	5. 薬事行政法規	1）医薬品，医療機器等の品質，有効性及び安全性の確保等に関する法律 2）麻薬及び向精神薬取締法 3）毒物及び劇物取締法	
H. 動物の愛護と適正飼養に関連する法規	1. 愛護・適正飼養の基本概念	1）愛護・適正飼養に関連する法規と愛玩動物看護師の関わり	動物愛護・適正飼養関連法規
	2. 愛護・適正飼養関連行政法規	1）動物の愛護及び管理に関する法律 2）愛がん動物用飼料の安全性の確保に関する法律	

大項目	中項目	小項目	対応科目
必問 問17，18 一般 問26，27	3. 社会福祉行政・環境衛生法規	1）身体障害者補助犬法 2）廃棄物の処理及び清掃に関する法律 3）化製場等に関する法律	
	4. 野生動物等に関する法律及び条約	1）生物多様性 2）特定外来生物による生態系等に係る被害の防止に関する法律 3）絶滅のおそれのある野生動植物の種の国際取引に関する条約 4）絶滅のおそれのある野生動植物の種の保存に関する法律 5）鳥獣の保護及び管理並びに狩猟の適正化に関する法律 6）特に水鳥の生息地として国際的に重要な湿地に関する条約（ラムサール条約） 7）自然公園法における野生動植物保護に関する制度 8）文化財保護法における飼育動物や野生生物の保護に関する制度	

Ⅱ．基礎動物看護学

大項目	中項目	小項目	対応科目
I. 獣医療と動物看護の歴史，愛玩動物看護師の職業倫理と社会的責務 一般 問1	1. 動物看護の基本となる概念	1）動物看護の目的・概念 2）獣医療と動物看護の歴史 3）獣医療倫理，動物看護者の倫理綱領 4）動物の健康・福祉・QOL 5）動物病院における愛玩動物看護師の役割	動物看護学概論
	2. 動物看護の提供体制	1）社会における動物病院の役割 2）一次診療・二次診療・救急獣医療の役割と連携 3）インフォームドコンセント，セカンドオピニオン，守秘義務 4）診療録（カルテ）と動物看護記録の作成，保存義務 5）職場における労働安全衛生，危険の防止・対処法	
	3. 愛玩動物看護師の社会的立場	1）愛玩動物看護師の職能団体 2）愛玩動物看護師の資格制度・業務範囲・資格認定機関 3）愛玩動物看護師に関するその他の代表的な組織・団体 4）動物看護師の業務と資格制度の国際的な違い	
J. 疾病による組織と臓器の変化（病変と病態） 必問 問20，21，22，41	1. 動物病理学の基礎	1）病理解剖と病理組織学的検査の目的・意義 2）病理組織標本の作製法 3）病理組織学的検査の実施手順	動物病理学
	2. 細胞や組織に生じる変化	1）変性と物質沈着 2）壊死とアポトーシス 3）細胞増殖のメカニズム，再生と化生，異形成 4）過形成と肥大 5）低形成と萎縮	
	3. 循環障害	1）充血とうっ血 2）出血の原因・病態 3）血栓の成因 4）虚血と梗塞 5）浮腫と水腫 6）ショックの原因・分類・病態 7）播種性血管内凝固（DIC）の病態	
	4. 炎症	1）炎症の定義と5大主徴 2）炎症の分類・原因・特徴 3）炎症に関与する細胞と化学伝達物質 4）炎症の経過と治癒	
	5. 腫瘍	1）腫瘍の定義・分類 2）腫瘍の原因・発生機序 3）腫瘍と宿主の関係 4）腫瘍の転移・進行	
	6. 先天異常	1）遺伝子・染色体異常 2）発生異常と奇形	

大項目	中項目	小項目	対応科目
K. 薬物の体内動態・作用機序，治療，副作用 必問 問23 一般 問30，31，32，33 実問 問15，16	1. 動物薬理学の基礎	1）獣医臨床における薬物治療の概念・目的 2）薬理作用とその発現機構 3）薬物動態（吸収，分布，代謝，排泄），半減期，耐性 4）薬物間相互作用 5）副作用と中毒	動物薬理学
	2. 愛玩動物看護師による薬物の取扱い	1）獣医師による投薬量計算 2）各種投薬法（投与経路） 3）薬物の適切な管理方法	
	3. 神経系に作用する薬物	1）全身麻酔薬と局所麻酔薬 2）鎮痛薬 3）運動神経系に作用する薬 4）鎮静薬と抗けいれん薬 5）問題行動の治療に用いられる薬	
	4. 呼吸器系に作用する薬物	1）呼吸興奮薬 2）鎮咳薬 3）気管支拡張薬	
	5. 循環器・泌尿器に作用する薬物	1）血管拡張薬（降圧薬） 2）心不全治療薬（強心薬） 3）抗不整脈薬 4）利尿薬	
	6. 消化器に作用する薬物	1）制吐薬 2）制酸薬と胃粘膜保護薬 3）消化管運動調節薬 4）止瀉薬 5）瀉下薬 6）肝疾患治療薬 7）膵酵素製剤	
	7. オータコイド，代謝・内分泌系の薬物	1）オータコイド 2）糖尿病治療薬 3）甲状腺ホルモン製剤 4）ステロイドホルモン製剤	
	8. 血液・免疫系に作用する薬物	1）抗貧血薬 2）血液凝固抑制薬 3）血液凝固促進薬（止血薬） 4）非ステロイド系抗炎症薬（NSAIDs） 5）免疫抑制薬	
	9. 感染症の治療・予防に用いられる薬物	1）抗菌薬（作用機序による分類，抗菌スペクトルなど） 2）抗真菌薬 3）駆虫薬 4）殺虫薬 5）消毒薬	
	10. 悪性腫瘍の治療に用いられる薬物	1）抗悪性腫瘍薬（作用機序による分類）	
L. 微生物や寄生虫の分類・生物学的特性・伝播様式，感染症の発病メカニズム・検査法・診断法・予防法・治療法，衛生管理，感染防御に関わる免疫学の基礎	1. 微生物の分類・特徴	1）細菌の分類・形態・増殖方法・病原性 2）ウイルスの分類・形態・増殖方法・病原性 3）真菌の分類・形態・増殖方法・病原性	動物感染症学
	2. 微生物検査	1）検体採取と取扱い 2）無菌環境下での手技 3）微生物染色法，顕微鏡観察法 4）微生物培養法 5）抗原検出法，抗体検出法，遺伝子検出法（PCR 検査含む．） 6）薬剤感受性試験	
	3. 寄生虫の分類・特徴	1）原虫の分類・形態・生活環・病原性 2）蠕虫（吸虫，条虫，線虫）の分類・形態・生活環・病原性 3）衛生動物（ダニ，ノミなど）の分類・形態・生活環・病原性 4）寄生虫疾患の検査法・診断法 5）駆虫薬・駆除剤の使用法	

大項目	中項目	小項目	対応科目
必問 問24, 25, 26, 27, 28 一般 問34, 35, 36, 37, 38, 39, 40 実問 問17, 19, 24	4. 動物感染症	1）感染経路と伝播様式 2）感染症の成立要因 3）主な感染症（動物臨床看護学各論の「3. 代表的な疾患」を参照）の症状・治療法・予防法 4）消毒法, 滅菌法 5）院内感染の予防対策	
	5. 免疫学の基礎・応用	1）免疫担当細胞とその役割 2）自然免疫と獲得免疫 3）液性免疫と細胞性免疫 4）アレルギー（Ⅰ～Ⅴ型）と自己免疫疾患 5）ワクチンの原理・種類, 接種プログラム	
M. 環境衛生, 食品衛生, 疫学, 人獣共通感染症 必問 問29, 30 一般 問41, 42, 43, 44, 45	1. 公衆衛生の概要	1）公衆衛生の目的 2）公衆衛生行政 3）国民衛生の動向 4）One Health と獣医療	公衆衛生学
	2. 疫学と疾病予防	1）感染の成立 2）疾病と健康障害の発生要因 3）疫学調査法 4）予防疫学 5）人獣共通感染症とその対策 6）狂犬病予防	
	3. 環境衛生	1）環境衛生の歴史・背景・問題点 2）化学物質による健康障害 3）放射線による汚染と障害 4）衛生動物による人や動物への被害と対策 5）動物の咬傷による人の健康障害 6）廃棄物の取扱い	
	4. 食品衛生	1）食品衛生と食中毒 2）動物性食品の衛生 3）食品衛生管理手法（HACCP など）	

Ⅲ. 臨床動物看護学

大項目	中項目	小項目	対応科目
N. 内科診療の補助に必要な知識 必問 問31, 42 一般 問29, 46, 47, 48, 49, 50, 51, 52, 67 実問 問18, 20, 22, 23, 25, 26, 27, 29, 43	1. 健康の保持・増進	1）健康診断の内容・目的	動物内科看護学
	2. 診療補助に必要な技術	1）診察における愛玩動物看護師の役割 2）診察室の準備と衛生管理 3）動物種ごとの適切な接し方 4）保定の原理・目的・方法 5）身体検査とアセスメント項目（体重, 体温, 脈拍, 呼吸, 意識レベル, 粘膜色, 股動脈圧, 毛細血管再充満時間（CRT）, 浅在リンパ節など）	
	3. 検査・処置に必要な技術	1）注射器の取扱い・管理方法 2）採血の目的・方法 3）採尿の目的・方法（穿刺, カテーテル導尿など） 4）穿刺と吸引 5）各種カテーテルの挿入 6）酸素吸入 7）マイクロチップの挿入	
	4. 投薬に関わる技術	1）薬の処方 2）内服薬の使用法 3）薬剤の注射法 4）外用薬の使用法, 薬浴の実施法 5）投薬前後の注意事項	
	5. 輸液に関わる技術	1）輸液の適用とリスク 2）輸液計画 3）各種輸液剤の特性と適用 4）輸液中のモニタリング	

大項目	中項目	小項目	対応科目
	6. 輸血に関わる技術	1）輸血の適用とリスク 2）輸血計画 3）血液型とクロスマッチ試験 4）各種輸血製剤の適用と特性 5）輸血に関わる手技 6）輸血による副反応	
	7. 心電図検査・血圧測定に関わる技術	1）心電図検査の目的・意義 2）心電図検査の実施方法 3）血圧測定の方法・意義・注意点	
	8. X線検査・CT・MRIに関わる技術	1）X線検査の目的・意義 2）放射線防護 3）X線検査の実施方法と撮影体位 4）造影検査と透視検査 5）フイルムの現像とデジタルX線撮影 6）CTとMRIの概要	
	9. 超音波検査に関わる技術	1）超音波検査の目的・方法，保定体位 2）Bモード，Mモード，ドップラー法	
	10. 内視鏡検査に関わる技術	1）内視鏡検査の目的・意義 2）内視鏡検査の準備・実施方法 3）スコープの洗浄・消毒法	
	11. 神経学的検査に関わる技術	1）姿勢反応と脊髄反射 2）脳神経の検査法 3）神経学的検査の評価記録法	
	12. 眼科検査に関わる技術	1）シルマー試験とフルオレセイン試験の方法・意義 2）眼圧測定の方法・意義 3）眼底検査の方法・意義	
	13. 皮膚・耳の検査に関わる技術	1）皮膚病変の観察・記録法 2）皮膚掻爬試験，スタンプ検査，被毛検査，皮膚生検 3）ウッド灯検査と真菌培養法 4）外耳道の検査方法と意義	
0. 外科診療の補助と安全な手術の実施に必要な知識 必問 問32，33 一般 問28，53，54，55，56，57，58 実問 問21，28，30，31，32	1. 外傷，創傷管理	1）創傷の種類・治癒過程・管理法 2）ドレーンの装着・管理法 3）止血法 4）骨折・脱臼の管理	動物外科看護学
	2. 術前準備	1）術前手続（飼い主への説明，承諾書など）と術前検査 2）無菌的処置 3）手術衣・タオル・ドレープ類の準備・滅菌法 4）手術器具の準備・滅菌法 5）手術機器類（無影灯，電気メス本体など）の準備 6）器械台の準備 7）動物のポジショニング 8）術野の消毒 9）手洗い，手術着・手袋の着用法	
	3. 麻酔	1）麻酔処置時における愛玩動物看護師の役割 2）麻酔リスクの評価（ASA分類など） 3）麻酔前投与（鎮静など） 4）注射麻酔（局所麻酔を含む.）の手技 5）吸入麻酔の手技 6）導入時と覚醒時のリスクと対処法 7）麻酔看視項目（心電図，心拍数，呼吸数，体温，血圧，動脈血酸素飽和度，呼気終末二酸化炭素濃度など）の監視方法・意義 8）麻酔記録の作成法	
	4. 術中補助	1）手術器具（メス，鉗子など）の名称・使用法 2）縫合材（縫合針，縫合糸）の分類・使用法 3）歯科器具の名称・使用法 4）直接補助（手袋着用下での補助）の内容 5）間接補助（手術回りの補助）の内容	

大項目	中項目	小項目	対応科目
	5. 術後管理	1）麻酔覚醒後の動物のモニタリング 2）疼痛管理の意義・方法 3）術創管理と包帯法 4）褥創の予防・対処法（体位変換など） 5）退院時の注意点と飼い主への説明事項	
	6. 救急救命	1）エマージェンシーの原因・病態 2）一次救命措置（BLS） 3）二次救命措置（ALS） 4）気管挿管と心肺蘇生の方法	
	7. 動物理学療法	1）動物理学療法の目的・意義 2）代表的な理学療法の原理・手技	
P. 動物看護過程の基本的な考え方とプロセス 必問 問34 一般 問59，60，61，62，63，64	1. 動物看護過程	1）動物看護過程の目的・意義・方法 2）動物看護過程の各ステップ 3）アセスメント 4）事例ごとの個別性，情報の整理・解釈 5）問題の明確化と動物看護計画の立案 6）動物看護過程の実施・評価	動物臨床看護学総論
	2. 診療記録	1）診療録（カルテ）の作成方法 2）動物看護記録の目的・書式，事例に応じた作成法	
	3. 動物看護業務	1）チーム獣医療における愛玩動物看護師の役割 2）ケアの標準化（クリティカルパス） 3）事故管理，防止システム 4）若齢動物看護の特徴 5）高齢動物看護の特徴，褥瘡 6）家庭での継続看護を視野に入れた退院計画と指導	
	4. ターミナルケアに関わる技術	1）ターミナルケアの目的・意義 2）QOL，ホスピス，緩和ケア 3）グリーフケア 4）死亡した動物への対応とエンゼルケア	
Q. 疾患の徴候・処置・治療に関する知識，罹患動物の評価と看護の方法 必問 問35，36，37，38，39，40 一般 問65，66，67，68，69，70，71，72，73，74，75 実問 問33，34，35，36，37，38，40，44	1. 徴候・疾患への対処	1）代表的な徴候，病態，疾患 2）徴候の評価・記録法 3）痛みの評価 4）徴候・疾患に基づいた援助	動物臨床看護学各論
	2. 代表的な徴候	1）全身徴候：食欲不振・廃絶，元気喪失，発熱，疼痛，削痩 2）特異的徴候：運動不耐，咳，心雑音，不整脈（房室ブロック，期外収縮，心房・心室細動），高血圧，努力性呼吸，流涎，嘔吐，吐出，下痢，便秘，血便，黄疸，頻尿，血尿，多飲多尿，跛行，掻痒，発作，視力障害，難聴，眼振，斜頸，貧血，出血傾向 3）特異的病態：尿毒症，肝性脳症，褥瘡，播種性血管内凝固（DIC）	
	3. 代表的な疾患	1）循環器疾患：僧帽弁逆流症，心筋症，血栓塞栓症，心膜腹膜横隔膜ヘルニア，心房中隔欠損，心室中隔欠損，卵円孔開存，右大動脈弓遺残症，動脈管開存症，犬糸状虫症 2）呼吸器疾患：猫上部気道感染症，鼻炎，軟口蓋過長，気管虚脱，短頭種気道症候群，気管支拡張症，気管支炎，肺炎，肺水腫，猫喘息，膿胸，ジステンパー，ケンネルコフ 3）消化器・栄養代謝性疾患：歯石症，不正咬合，歯肉炎，歯周炎，口蓋裂，口内炎，食道炎，食道狭窄，巨大食道症，幽門狭窄，胃拡張胃捻転症候群（GDV），胃炎，蛋白喪失性腸症（PLE），炎症性腸疾患（IBD），食事反応性下痢（FRD），抗菌薬反応性下痢（ARD），腸リンパ管拡張症，消化管内異物，腸閉塞，腸捻転，腸重積，巨大結腸症，直腸脱，会陰ヘルニア，パルボウイルス感染症，肝炎，肝硬変，肝リピドーシス，門脈体循環シャント，胆嚢粘液嚢腫，膵炎，膵外分泌不全症（EPI） 4）泌尿器疾患：急性腎障害（AKI），慢性腎臓病（CKD），腎盂腎炎，蛋白喪失性腎症（PLN），尿路感染症，尿石症，膀胱炎，猫下部尿路疾患（FLUTD），尿道閉塞症，レプトスピラ症 5）内分泌疾患：甲状腺機能低下症，甲状腺機能亢進症，糖尿病，副腎皮質機能亢進症（クッシング症候群），副腎皮質機能低下症（アジソン病），尿崩症 6）生殖器疾患：潜在精巣，前立腺炎，前立腺肥大，子宮蓄膿症，偽妊娠，難産，膣脱，乳腺炎，犬ブルセラ症，乳腺腫瘍	

大項目	中項目	小項目	対応科目
		7）整形外科疾患：骨折，脱臼，膝蓋骨脱臼，関節炎，変形性関節症，前十字靭帯断裂，股異形成，レッグペルテス病，骨肉腫 8）皮膚疾患：膿皮症，脂漏症，アトピー性皮膚炎，ノミアレルギー性皮膚炎，好酸球性肉芽腫，食物アレルギー，天疱瘡，外耳炎，疥癬，耳ヒゼンダニ症，毛包虫症，皮膚糸状菌症，マラセチア皮膚炎，メラノーマ 9）神経疾患：脳炎，水頭症，てんかん，ウォブラー症候群，椎間板ヘルニア，変形性脊椎症，馬尾症候群 10）眼疾患：結膜炎，角膜炎，乾性角結膜炎，角膜潰瘍，ぶどう膜炎，緑内障，白内障，核硬化症，流涙症，第三眼瞼腺脱出（チェリーアイ），異所性睫毛 11）造血器・免疫介在性疾患：免疫介在性溶血性貧血（IMHA），ネギ中毒，ヘモプラズマ症，バベシア症，腎性貧血，血友病，猫伝染性腹膜炎（FIP），猫白血病ウイルス（FeLV）感染症，猫免疫不全ウイルス（FIV）感染症，リンパ腫，白血病，肥満細胞腫 12）緊急疾患：交通事故，感電，熱傷，熱中症，中毒，誤飲，ショック，アナフィラキシー	
	4. 担がん動物の看護	1）がん診断のための検査と治療の手順 2）腫瘍随伴症候群 3）がん治療を受けている動物の看護援助 4）担がん動物の治療，化学療法の副作用	
R. 臨床検査の原理・方法・意義と検体・測定機器の扱い方 必問 問 43，44 一般 問 76，77 実問 問 39，41，42	1. 臨床検査の基礎	1）臨床検査における愛玩動物看護師の役割 2）基準値，感度，特異度，精度管理 3）検体採取法（血液，尿，便，粘膜，スワブ，体表組織など）	動物臨床検査学
	2. 血液検査	1）血漿と血清の分離法 2）全血球計算法（CBC） 3）血液塗抹の作製法・観察法 4）ヘマトクリット管を用いた検査 5）凝固検査の目的・意義 6）血液化学検査の目的・意義 7）血液ガス検査の目的・意義 8）免疫学的検査の目的・意義	
	3. 尿検査	1）尿の性状検査 2）尿沈渣	
	4. 糞便検査	1）虫卵・原虫の検出法 2）細菌の観察法	
	5. 細胞診と病理組織検査	1）細胞診断の目的・方法 2）病理組織検査検体の取扱い	
	6. 遺伝子検査	1）遺伝子検査の目的・応用 2）遺伝子検体の採取と取扱い	
S. 事前問診，入院動物の容態説明，院内における他のスタッフとのコミュニケーション 必問 問 45，46，47	1. クライアントエデュケーション	1）適正飼養と健康管理 2）動物と飼い主が良好な関係を構築する方法 3）病気の適切な予防法（予防接種，フィラリア予防，ノミ・ダニ予防，歯科予防，去勢・不妊手術など） 4）在宅看護等におけるコミュニケーション技能	動物医療コミュニケーション
	2. 院内コミュニケーション	1）飼い主へのインフォームドコンセント 2）獣医療面接のプロセス（導入，稟告，質問，傾聴，要約，確認，終結など） 3）チーム獣医療におけるコミュニケーション技能（報告，連絡，相談）	
	3. 院内業務	1）受付業務（診療受付，電話対応，精算，トラブル対応など） 2）物品購入と管理 3）ペット保険	

Ⅳ. 愛護・適正飼養学

大項目	中項目	小項目	対応科目
T. 愛玩動物と使役動物の歴史・品種・役割，適切な飼養管理方法 必問 問 48 一般 問 79，80，81，82，83，84 実問 問 12，14，45，46	1. 歴史，品種	1）犬の歴史・品種，活用と被毛の手入れ（品種に適したグルーミングなど） 2）猫の歴史・品種，活用と被毛の手入れ（品種に適したグルーミングなど） 3）エキゾチック動物の種類・特徴・生態 4）血統と血統書	愛玩動物学
	2. 使役動物	1）使役動物（犬，その他の動物）の歴史・福祉 2）補助犬（盲導犬，聴導犬，介助犬）の歴史・現状 3）補助犬（盲導犬，聴導犬，介助犬）の役割・育成・適性 4）その他の使役犬（災害救助犬，警察犬，麻薬探知犬，検疫探知犬など）の種類・特徴・現状	
	3. 愛玩動物の飼養管理	1）犬の適切な飼養管理方法（飼養上の特徴，飼養環境，体調管理，不妊去勢，社会化訓練など） 2）猫の適切な飼養管理方法（飼養上の特徴，飼養環境，体調管理，不妊去勢など） 3）愛玩鳥の適切な飼養管理方法（飼養環境，体調管理など） 4）エキゾチック動物（ウサギ，ハムスターなど）の適切な飼養管理方法（飼養上の特徴，飼養環境，体調管理など）	
	4. 動物の基本的な取扱い	1）動物を安全に散歩・運動させることの意義 2）グルーミング（シャンプー，ブラッシング，耳掃除，爪切り，肛門嚢処置，口腔内衛生管理など）の目的・方法 3）適切な飼養環境とストレスの緩和方法	
U. 動物が人間社会で果たしている役割，人と動物との関係，その背景・歴史 一般 問 85，86，87，89	1. 人間と動物との関わり	1）動物の飼養・利用の歴史 2）動物観，動物との関わり方の欧米と日本との相違 3）動物の飼養・利用の現状	人と動物の関係学
	2. 人間の福祉と愛玩動物の関わり	1）動物虐待と対人暴力の連動性に関する基礎知識 2）多頭飼育問題 3）愛玩動物が子供や高齢者に与える恩恵，飼養困難になる様々な事情	
	3. 動物介在活動，動物介在療法，動物介在教育	1）動物との接触が人間に与える身体的・心理的影響 2）動物介在活動・動物介在療法・動物介在教育の目的・内容 3）動物介在活動・動物介在療法・動物介在教育に使用される動物の公衆衛生学的適性，行動学的適性 4）動物介在活動・動物介在療法・動物介在教育に対する獣医師と愛玩動物看護師の関わり 5）道徳教育の一環としての学校飼育動物の飼育の目的・実態，愛玩動物看護師の関わり	
V. 愛玩動物適正飼養の推進，災害時の危機管理，動物愛護管理行政 一般 問 88，90，92 実問 問 47，48，49	1. 愛玩動物の飼養	1）愛玩動物の適正飼養の目的・概念 2）愛玩動物飼養の現状 3）愛玩動物飼養によって人間が受ける影響と問題点 4）愛玩動物飼養のニーズ・目的，グリーフケア，ペットロスへの支援	適正飼養指導論
	2. 適正飼養の推進	1）適正飼養支援の目的と活動 2）動物取扱業者の適正飼養 3）愛玩動物の過剰繁殖問題と対策 4）問題行動予防のための適切な飼養としつけ，飼い主への指導事項と方法	
	3. 災害危機管理と支援	1）災害時の同行避難 2）愛玩動物とその飼い主の災害への備え 3）災害獣医療の概要と災害時における愛玩動物看護師の役割	
	4. 動物愛護管理行政	1）公衆衛生業務における愛玩動物看護師の役割 2）動物愛護週間の役割と実施状況 3）犬・猫の引取りと収容，処分の状況 4）動物による事故の内容と報告状況 5）動物愛護管理センターの活動，動物愛護推進員・協議会の役割 6）動物取扱責任者の選任条件・役割	

大項目	中項目	小項目	対応科目
W. 人と愛玩動物の共生のための生活環境のあり方を踏まえた愛玩動物の飼養環境整備 一般 問78，93，94，95，96，97	1. 飼養環境整備	1）動物行動学を踏まえた人と愛玩動物のための飼養環境整備の必要性・方法 2）ペット共生住宅の現状と環境整備・管理の方法	動物生活環境学
	2. ペットツーリズム関連施設，ドッグラン	1）ペットツーリズムの現状と実施方法 2）ペット同伴宿泊ホテルの環境整備・管理の方法 3）ドッグランの環境整備・管理の方法 4）愛玩動物関連イベント活動の企画運営と地域振興	
	3. 保護収容施設	1）動物シェルターや災害時の避難施設の環境整備・管理の方法，シェルターメディスン 2）動物愛護管理センターの役割，施設の概要，普及啓発活動	
	4. 愛玩動物の教育・訓練施設	1）動物の社会化トレーニングの意義，必要性，方法，施設等	
	5. 動物介在教育施設	1）学校飼育動物等の施設の環境整備・管理の方法	
	6. 愛玩動物飼育のマナー，事故やケガ等のリスクへの対応	1）飼育マナーの必要性・目的 2）飼育マナーの歴史，地域による違い 3）地方自治体における飼育マナーに関する条例 4）愛玩動物の種類ごとの飼育マナー 5）ペット保険の仕組み・実態	
X. ペット関連産業の概要と課題，従事者の職業倫理・行動倫理 必問 問49，50 一般 問98，99，100 実問 問50	1. ペット関連産業における職業倫理と行動倫理	1）ペット関連産業従事者の責任と社会的役割（職業倫理） 2）商取引における関連法規 3）動物の愛護及び管理に関する法律に基づく商取引における事前説明の意義・必要性・実施方法	ペット関連産業概論
	2. 愛玩動物の飼養実態と市場規模	1）愛玩動物の飼養実態，ペット関連産業の概要と市場規模	
	3. ペット関連産業の現状と課題	1）ペットフード，ペット用品，ペット関連サービス（生体分野，美容・ヘルスケア分野，レクリエーション・観光分野，葬儀・霊園分野，獣医療分野，ペット共生住宅・マンション分野など）の現状・課題	
	4. 動物取扱業	1）動物取扱業制度の概要 2）動物取扱責任者に必要な実践的知識，動物の取扱方法や衛生管理に係る手法	

◆索引

た行

な行

は行

ま行

や行

ら行

わ行

第1回愛玩動物看護師国家試験 問題解説

2023年10月31日　初版第1刷発行

監　修　　藤村響男（ふじむらたかお），筏井宏実（いかだいひろみ）
発行人　　土屋　徹
編集人　　小袋朋子
発行所　　株式会社Gakken
〒141-8416 東京都品川区西五反田2-11-8
印刷・製本所　TOPPAN株式会社

●この本に関する各種お問い合わせ先
本の内容については，下記サイトのお問い合わせフォームよりお願いします．
https://www.corp-gakken.co.jp/contact/
在庫については　Tel 03-6431-1234（営業）
不良品（落丁，乱丁）については　Tel 0570-000577
学研業務センター　〒354-0045 埼玉県入間郡三芳町上富279-1
上記以外のお問い合わせは　Tel 0570-056-710（学研グループ総合案内）